ULLSTEIN

Das Buch

Maria Callas begnügte sich jahrelang damit, lediglich die Geliebte von Onassis zu sein; Jackie Kennedy blieb an der Seite ihres Mannes, obwohl jeder wußte, daß er sie ständig betrog; die hochbegabte Mathematikerin Mileva Maric ertrug es, von ihrem Mann Albert Einstein in die Küche abgeschoben zu werden. Warum? Der böse Mann hat eine magische Ausstrahlung, eine scheinbar übersinnliche Stärke, mit der er alles erreichen kann, was er will. Dies macht ihn für (die meisten) Frauen unwiderstehlich. Sie wollen ihn haben, sich von seiner Energie mitreißen lassen. Er verspricht ein aufregendes Leben voller Abenteuer und Sinnlichkeit, aber zu ihm gehören auch Egoismus und Verantwortungslosigkeit. Ingrid Jenckel und Angela Voß haben das Phänomen dieser bösen Männer so humorvoll wie fachkundig unter die Lupe genommen – aber gleichermaßen auch das der Frauen, die ihnen so bereitwillig verfallen. Denn frau sollte zumindest sehenden Auges der Gefahr entgegentreten – um sie dann bewußt zu genießen.

Die Autorinnen

Ingrid Jenckel ist freiberufliche Journalistin und Autorin. In mehr als zwei Jahrzehnten sammelte sie Erfahrungen in Zeitschriftenredaktionen, in der Werbung und PR, bevor sie sich auf das Entdecken des Abgründigen in menschlichen Verhaltensweisen spezialisierte. Sie arbeitet für Frauenzeitschriften und fürs Fernsehen. Ingrid Jenckel lebt in Hamburg.

Angela Voß ist Diplom-Psychologin. Nach ihrem Studium an der Universität Hamburg begann sie freiberuflich als Journalistin, Fernsehautorin und Therapeutin zu arbeiten. Sie ist in der heilen Welt der Fernsehserien ebenso zu Hause wie in der Realität, in der sie sich vorzugsweise mit Mann-Frau-Konflikten und Problemen des Berufslebens beschäftigt.

Ingrid Jenckel / Angela Voß

Böse Männer kommen in jedes Bett

Abenteuer, Verführung, Risiko – Was Frauen fasziniert

Ullstein

Ullstein Taschenbuchverlag
Der Ullstein Taschenbuchverlag ist ein Unternehmen der Econ Ullstein List Verlag GmbH & Co. KG, München
1. Auflage 2002

Umschlagkonzept: Lohmüller Werbeagentur GmbH & Co. KG, Berlin
Umschlaggestaltung: Init GmbH, Bielefeld
Titelabbildung: Photonica, Hamburg
Druck und Bindearbeiten: Elsnerdruck, Berlin
Printed in Germany
ISBN 3-548-36327-X

Inhalt

Vorwort 7

Psychogramm des bösen Buben 9

Warum Frauen auf ihn abfahren –
Einblicke in die weibliche Gefühlswelt 29

Was ihn so unwiderstehlich macht –
Die Rolle der Gene 61

Der böse Bube und die verbotene Versuchung –
Frauen beschreiben ihren Idealmann 83

Die Rituale des bösen Buben 113

Warum er in jedes Bett kommt:
Die Do's und Don'ts des bösen Buben 137

Der weibliche Zwang zur Bekehrung
des bösen Buben 143

Die rauhe Wirklichkeit 163

Die Sache mit dem Happy-End 233

Danksagung 241

Vorwort

Frauen fliegen auf den bösen Mann. Er hat eine magische Ausstrahlung, eine scheinbar übersinnliche Kraft, mit der er alles erreichen kann, wenn er will. Diese vermeintliche Stärke macht ihn unwiderstehlich für Frauen. Sie wollen ihn haben, sich von seiner Energie mitreißen lassen. Deswegen kämpfen sie um sein Interesse, jeden Tag aufs neue. Jeder kleine Sieg ist ein Triumph und bedeutet Glück.

Warum begnügte sich Maria Callas damit, jahrelang die Geliebte von Onassis zu sein – nur, um dann wegen einer anderen abserviert zu werden? Was hielt Jackie Kennedy an der Seite ihres Mannes, von dem jedermann wußte, vermutlich auch sie, daß er sie ständig betrog? Warum ließ sie sich anschließend von einem alten, geldsüchtigen Mann kaufen, dessen Mammon sie hemmungslos verschleuderte? Warum ertrug es die hochbegabte Mathematikerin Mileva Maric, von ihrem Mann Albert Einstein in die Küche abgeschoben zu werden, während er sich aushäusig amüsierte?

Warum bleiben Frauen bei Männern, von denen sie betrogen, schlecht behandelt, ausgenutzt und gebraucht werden? Was macht diese bösen Buben für Frauen so attraktiv, daß sie ausharren? Was bieten diese Männer, daß sich das Bleiben lohnt? Was macht sie so unwiderstehlich, daß Frauen lieber leiden, als sich von ihnen zu trennen? Vor allem aber: Was treibt Frauen überhaupt in die Arme von Bruder Leichtfuß? Warum lassen sie den braven Rainer bedenkenlos stehen, wenn Mark mit Porscheschlüssel und American Express Card winkt?

Antwort auf diese Fragen und weitere Enthüllungen über böse Buben und willige Mädchen bietet dieses Buch. Die genetische Veranlagung von Männern und Frauen, ihre unterschiedlichen Auswahlkriterien spielen ebenso eine Rolle wie die weibliche Sehnsucht nach Abenteuer und das gleichzeitige Verlangen nach Sicherheit. Entscheidend dabei ist das gleichsam rituelle Verhalten beider Geschlechter, das sehr verläßlich ins vertraute Beziehungs-Chaos führt.

Anhand prominenter Beispiele und Interviews mit Frauen und Männern wollen wir in diesem Buch dem Phänomen der bösen Buben auf die Spur kommen. Denn wenn frau schon auf ihn hereinfällt, soll sie es wenigstens sehenden Auges tun – und genießen.

Das Psychogramm des bösen Buben

Ich hatte mir angewöhnt, immer einen Kleiderbügel in Reichweite zu haben.

Rose Kennedy

Als ich noch ein Kind war, sagte meine Mutter zu mir, wenn du Soldat wirst, wirst du General werden. Wenn du ein Mönch wirst, wirst du Papst werden. Statt dessen habe ich es als Maler versucht und bin Picasso geworden.

Picasso

Von rentensicheren Langweilern, charmanten Kotzbrocken und verkappten Frauenhassern

Stellen Sie sich vor, Sie müßten sich zwischen zwei Männern entscheiden. Beide sind selbstverständlich attraktiv, sonst wären Sie nicht in dieser Situation. Rainer ist nicht unbedingt der Fels in der Brandung, nach dem Sie sich immer gesehnt haben – aber er ist solide, durchaus zuverlässig und hat keinerlei Flausen im Kopf. An seiner Seite ist alles überschaubar, die Zukunft liegt klar vor Ihnen. Es gibt keine Überraschungen. Mit ihm fließt das Leben dahin, und Sie können fast ungestört das tun, was Sie möchten. Um seine Ruhe zu haben, wird er Sie gewähren lassen. Allenfalls in der Midlife-crisis wird er Sie kurzfristig betrügen, und das mit so schlechtem Gewissen, daß Sie es garantiert bemerken werden. Er kehrt reumütig zu Ihnen zurück und Sie wissen, er gehört Ihnen. Er weiß es auch, und er will es so. Denn bei Ihnen fühlt er sich sicher.

Mit Mark befinden Sie sich ständig in der Krise – bildlich gesprochen. Er ist sprunghaft, untreu, egoistisch, Sie wissen nie, woran Sie mit ihm sind. Seine Leidenschaft ist atemberaubend, ebenso sein Desinteresse. Das Leben mit ihm ist voller Abenteuer, ein Wechselbad der Gefühle, denn er legt sich nie fest. Schon gar nicht auf Sie. Das ist das einzig Verläßliche an ihm. An seiner Seite werden Sie leiden, aber es ist nie langweilig mit ihm. Er wird Ihnen nie gehören, Sie müssen sich mit der Verheißung von Glück begnügen, die womöglich nie erfüllt wird.

Trotzdem werden Sie sich vermutlich für Mark entscheiden. Warum, werden wir noch genauer untersuchen. Natürlich wollen wir Ihnen Rainer nicht ausreden. Mit ihm können Sie eine mehr oder weniger nette Zeit verbringen – wenn Sie nicht mehr erwarten. Aber ehrlich, haben Sie das verdient? Kein Prinz, der sie wachküßt? Kein tollkühner Ritter, für den Sie die Auserwählte sind? Schon vergessen? Sie haben doch als kleines Mädchen von einem Mann geträumt, der mindestens so stark wie Ihr Vater ist und Ihnen die Welt zu Füßen legt. Das war natürlich Ihr Geheimnis. Jetzt sind Sie groß. Aber ändert das etwas an Ihren Ansprüchen?

Sie wollen den Prinzen mit dem weißen Schimmel. Sie wollen Mark mit dem schwarzen Porsche. Klar, aber der Prinz ist heiß begehrt, die Konkurrenz schläft nicht. Er ist eine knappe Ressource, und wenn Sie nicht ja zu ihm sagen, tut es die nächste. Er ist es, der wählt, und Sie sind stolz, erwählt zu werden. Wenn er mit dem Finger schnippt, springen Sie auf sein Pferd. Denn Sie wissen: Tun Sie es nicht, springt die nächste. Und ihm ist es egal, sein Bett wird niemals kalt. Wenn Sie nicht springen, haben Sie selbst schuld. Wenn Sie springen, auch.

Halten wir also fest: Der Mann, der Frauen fasziniert, ist kein Laumann, sondern willensstark, immer ein bißchen Schwein, manchmal ein Kotzbrocken, wenn auch charmant, und – wie wir noch sehen werden – in den tiefsten Tiefen seiner Seele ein Frauenverachter. Der böse Mann zieht gleichermaßen an und stößt ab. Er verspricht ein unkonventionelles Leben. Abenteuer, Spaß und Sinnlichkeit gehören zu ihm wie Egoismus, Indifferenz und Verantwortungslosigkeit. Er verfolgt ausschließlich seine eigenen Interessen, und das mit einer Intensität, die atemlos macht.

Woher kommt diese Kraft, die er ausstrahlt und die uns fast zwangsläufig in seine Arme treibt? Und warum ist sie für uns Frauen so zwiespältig? Was ist dem bösen Mann passiert, daß er uns schlecht behandeln und verachten muß?

Ein Drama in vier Akten

Die Geschichte des bösen Buben ist ein dramatisches Stück in vier Akten. Ohne Happy-End, versteht sich, aber durchaus mit einem Happy-Anfang. Doch bevor wir mit der Handlung beginnen, wollen wir uns noch einmal die beiden fundamentalen Hypothesen der Psychoanalyse ins Gedächtnis rufen. Die erste ist das Prinzip der psychischen Kausalität und Determiniertheit. Das klingt sehr wissenschaftlich, heißt aber nichts anderes, als daß nichts zufällig passiert: Wenn der böse Mann uns schlecht behandelt, dann hat das im Grunde nichts mit uns zu tun, sondern mit ihm und seiner psychischen Entwicklung. Wir sind austauschbare Statisten auf seiner Lebensbühne, wir liefern allenfalls die Stichworte für seine Handlung. Und damit wären wir auch schon bei der zweiten Hypothese, die besagt, daß eigentlich gar nicht wir gemeint sind, wenn der böse Mann uns schlecht behandelt. Mit anderen Worten: Er ist sich dessen meistens gar nicht bewußt. Das überrascht nicht. Welcher Mann ist sich seiner Handlungsweisen schon bewußt?

Der erste Akt

Noch ist der Vorhang geschlossen. Die pränatalen Einflüsse auf unseren späteren Helden lassen wir weg, sie interessieren uns hier nicht. Wenn sich der Vorhang hebt, sehen wir die Mutter und das frischgeborene Baby als einzige Hauptakteure auf der Bühne, während der Papa im Halbdunkel der Kulissen auf seinen Auftritt wartet. Die Mutter ist stolz und glücklich, hat sie doch einen Stammhalter zur Welt gebracht. Er ist so süß ...!

Verliebt schaut sie ihn an. Papis Ebenbild. Ein kleiner Mann. Natürlich hätte sie sich auch über eine Tochter gefreut. Aber ein Junge, das ist so etwas ganz anderes.

Soviel über den Happy-Anfang, der höchstens ein paar Stunden anhält. Denn schon ist der frischgebackenen Mutter eine deutliche Anspannung anzumerken. Das Baby verfügt über sehr viel Temperament. Es will ständig etwas anderes: mal die Brust, dann Zärtlichkeit, dann braucht es eine neue Windel. Kurz, es hat unentwegt Bedürfnisse, die Mama ahnen und erfüllen soll, und das hält sie ganz schön in Atem, weil der süße kleine Kerl trotz ihrer Bemühungen nie zufrieden ist. Kein Wunder also, daß sein Geschrei sie ziemlich schnell zur Verzweiflung bringt.

In seinen Bedürfnissen unterscheidet sich der böse Bube in der oralen Phase nicht von seinen braven kleinen Artgenossen. Nur in der Intensität und der Art und Weise, wie er sie durchzusetzen versucht. Der Alltag mit dem bösen Buben ist kein Zuckerlecken für seine Mutter. Während der brave Junge den verhaßten Spinat nach ein paar Tränen doch schluckt (schließlich hat er Hunger) und anschließend mit Verstopfung protestiert, spuckt der böse Bube das Grünzeug seiner Peinigerin direkt ins Gesicht. Und zwar so lange und mit herzzerreißendem, nicht enden wollendem Gebrüll, bis sie entnervt nachgibt und ihm den geliebten Möhrenbrei serviert. Der böse Bube will seine Bedürfnisse sofort gestillt bekommen und gibt sich nicht mit weniger zufrieden. Wenn es sein muß, treibt er seine Mutter rücksichtslos zur Verzweiflung bei der Durchsetzung seines Willens.

Als Katharinas Sohn (Katharina ist heute siebenundsechzig und Mutter eines besonders ausgeprägten Exemplars vom bösen Buben) drei Monate alt war, stellte sie fest, daß er ihr immer unheimlicher wurde. »Er hatte so eine männlich-dominante Art, die ich kaum aushalten konnte«, erzählt sie. »Wenn er etwas nicht wollte, versteifte er sich am ganzen Körper und schrie ohne Ende. Er weinte nicht, er brüllte. Und hörte einfach nicht mehr auf. Mir blieb meistens nichts anderes übrig, als schließlich nachzugeben. Er hatte mehr Durchhaltevermögen als ich. Seine Power machte mich fertig. Und trotzdem konnte er ganz bezaubernd sein, so wie keiner meiner beiden anderen Söhne.«

Diese ungeheure psychische Energie ist typisch für den bösen Buben. Sie speist sich aus den beiden Trieben, die spätestens seit Freud für alle menschlichen Schweinereien verantwortlich sind: der Sexualtrieb, die sogenannte Libido, und der Aggressionstrieb. Beide treten stets zusammen auf, nur die Mischung ist individuell. Grundsätzlich hat jeder Liebesakt auch aggressive Anteile, und der Haß auf den Nachbarn hat immer eine sexuelle Komponente. Ja, da tun sich Abgründe auf.

Aber zurück auf die Bühne des bösen Mannes. Mutters verliebter Blick trifft genauso oft auf ihren kleinen Sohn wie ihr verzweifelter. Sie ist begeistert und überfordert zugleich. Deswegen fühlt er sich manchmal geliebt und manchmal zurückgewiesen. Ein ständiges Wechselbad. Wie geschaffen, um den Boden für spätere Psychokrisen bestens vorzubereiten.

Der lebendige kleine Kerl bräuchte dringend einen Papa, der mit ihm herumtobt, ihn in die Luft wirft und auffängt, ihn über den Boden rollt und mit ihm um die Wette krabbelt. Aber Papa sitzt im dunklen Zuschauerraum. Er hat keine Lust auf seinen Stammhalter, weil er Wichtigeres zu erledigen hat. Irgendeine Ausrede findet Papa immer, um dem kleinen Schreihals fernzubleiben, der an seiner Ehefrau zu kleben scheint. Und der böse Bube? Vermißt er seinen Vater?

Wahrscheinlich nicht. Papa läßt sich nicht so einfach für seine Bedürfnisse einspannen wie seine Mutter. Er ist für unseren kleinen Knirps deshalb ein eher langweiliger Zeitgenosse. Und damit ist das Schicksal des Kraftprotzes im Miniformat besiegelt. Seine Mutter spielt eine übermächtige Rolle in seinem Leben. Sie ist seine wichtigste Bezugsperson, und auf sie richtet er seine ganze Energie.

Selbst wenn Oma, ein Au-pair-Mädchen oder eine Tagesmutter engagiert wird, ändert sich daran nichts. Sie sind nicht so mächtig wie die Mutter, das erkennt unser kluger Kleiner relativ schnell. Sie sind zwar auch Frauen, aber Mama behält trotzdem die Alleinherrschaft im Kinderzimmer.

Trotz der unzähligen Mißklänge im Zusammenleben mit seiner Mutter ist die Bindung des kleinen Jungen an sie von einer wilden, leidenschaftlichen Liebe geprägt. Denn keines ihrer Kinder, wird sie später sagen, konnte so zärtlich lieben wie er, keines war so unwiderstehlich und originell wie er. Schon in dem Moment läßt Ödipus grüßen. Dazu später mehr, denn die ödipale Phase wird erst dann relevant, wenn der kleine Junge ungefähr sechs Jahre alt ist. Aber der Keim ist bereits jetzt gelegt: Der kleine Kerl liebt seine Mutter abgöttisch, egal ob sie diese Liebe erwidert oder nicht.

Die orale Phase des kleinen Jungen ist geprägt von einer großen Abhängigkeit zur Mutter. Er braucht sie so sehr, weil seine Bedürfnisse so übermächtig sind. Keine Mutter kann diese Forderungen erfüllen, so daß er immer hungrig bleiben wird.

Seine erste Erfahrung mit einer Frau ist für ihn also untrennbar mit der Angst verknüpft, zu wenig zu bekommen. Diese Angst wird den bösen Buben später immer wieder einholen. Als Erwachsener wird er Alkohol und Nikotin lieben und möglicherweise auch zu anderen Drogen greifen.

Der zweite Akt

Der Vorhang öffnet sich zum zweiten Akt. Wir sind mitten in der analen Phase. Der Anus und seine lustvolle Beherrschung spielen eine zentrale Rolle. Der kleine Junge ist stolz auf das, was sein Körper hergibt, und er liebt es jetzt, sich so richtig dreckig zu machen. Inzwischen hat sich sein Ich ausgebildet. Es ist der Vollstrecker seiner Triebe und hilft ihm herauszufinden, wie er bekommt, was er will. Er sprüht vor Ideen, wie er seine heißen Wünsche in die Tat umsetzen kann. Er ahmt andere nach, um sich durchzusetzen. In dieser Phase wächst sein Selbstbewußtsein in den Himmel. Er bekommt, was er will, und er kann alles. So einfach ist das.

In der analen Phase fühlen sich die späteren bösen Männer rundum so wohl, daß sie ihr nur ungern entwachsen und/oder unbewußt in ihr verharren. Typische Vertreter können Maler und Bildhauer, Börsenspekulanten oder Schauspieler sein. Sie haben das Spielen mit Kot und das lustvolle Beherrschen des Anus in eine gesellschaftlich adäquate Form umgewandelt. Und wenn der böse Bube später Streß mit einer Frau haben sollte, geht er nicht zwangsläufig sofort zu einer anderen. Er kann sich genauso intensiv mit seiner Arbeit beschäftigen, die ihm Zeit seines Lebens sehr viel bedeuten wird.

Genauso stolz wie der kleine böse Bube auf sein kleines Geschäft in der Kloschüssel ist, genauso stolz ist der große böse Bube auf seine großen Leistungen im Job.

Der dritte Akt

Im dritten Akt eilt das Drama seinem Höhepunkt entgegen. Der Knabe ist jetzt etwa drei Jahre alt und steigt langsam in die phallische Phase ein. Er glaubt, daß er groß ist und daß ihn nichts in seinem Triumphzug aufhalten kann. Er hat seinen Penis entdeckt und die Lustgefühle, die er ihm vermittelt. Das beschäftigt ihn eine ganze Weile.

Zwei, drei Jahre vergehen. Noch immer fühlt er sich wie King. Sein Herz gehört der Mutter, trotz ihrer ambivalenten Gefühle ihm gegenüber. Sie hat jedoch dummerweise schon einen Mann, der nicht nur über einen viel größeren Penis verfügt, sondern ihre Augen manchmal auch zu einem ganz gewissen Leuchten bringt. Der kleine Junge ist irritiert. Wieso kann er diesen Glanz nicht in Mamis Augen zaubern?

Sie ahnen es schon, Ödipus schlägt jetzt zu. Kurz zur Erinnerung: Ödipus ist eine Gestalt aus der griechischen Mythologie. Er ist der Sohn von Laios, dem König von Theben. Ödipus wurde nach seiner Geburt heimlich von seiner Mutter ausgesetzt, weil sie um sein Leben fürchtete. Denn das Orakel von Delphi hatte Laios prophezeit, daß er durch seinen Sohn sterben würde. Das hätte Laios natürlich nicht hinnehmen können, er hätte seinen Sohn vorher töten müssen. Das von der Mutter ausgesetzte Baby wurde von korinthischen Hirten gefunden und aufgezogen. Als Ödipus herangewachsen war, ging er nach Delphi und verliebte sich in seine Mutter, ohne zu wissen, wer sie war. Um sie zu besitzen, tötete er ihren Ehemann, nicht ahnend, daß er seinen Vater umbrachte. Genau wie es prophezeit worden war.

Das Schöne an dieser Geschichte ist die Unausweichlichkeit, mit der die Akteure handeln. Es gibt kein Entrinnen. Und deshalb ist sie auch für Psychoanalytiker so interessant: Der Sohn liebt die Mutter und tötet den Vater – eine Allmachtsphantasie jedes kleinen Jungen. Auch für den Sechsjährigen gibt es kein Entrinnen. Er liebt seine Mutter, ob er will oder nicht. Egal ob sie streng ist oder ihn mit Liebe zuschüttet. Für ihn ist im Moment nur wichtig, den Konkurrenten auszuschalten, damit er sie erobern kann. Am einfachsten wäre natürlich, wenn Papi irgendwie tot wäre. Aber wie ist das zu bewerkstelligen? Schließlich ist er groß und übermächtig. Einfach wegschicken geht auch nicht.

Ein braver kleiner Junge erkennt vor seinem Eroberungsfeldzug, daß sein Vater stärker ist als er. Und plötzlich fürchtet er dessen Rache. Seine schlimmste Angst ist, daß Papi ihm seinen Penis wegnehmen könnte. »Kastrationsangst« heißt das im Fachjargon. Deshalb kneift der brave Bube und verwirft den Plan, seinen Vater auszustechen. Er hat seine Grenzen erkannt.

Und unser böser Bube? Er kennt keinerlei Grenzen. Der Verdacht liegt nahe, daß er seinen Vater gar nicht auf der Rechnung hat. Zum einen kennt er ihn kaum und zum anderen leidet der kleine böse Bube an einem nicht übersehbaren Größenwahn. Er und Angst vor der väterlichen Strafe? Absurd. Unbelastet von Kastrationsängsten muß er Mami ganz für sich gewinnen wollen. Dafür setzt er seine Kraft ein. Kann ja nicht so schwer sein. Er kennt sie schließlich genau und weiß, was ihr gefällt. Außerdem: Sie gehört ihm. Und bisher hat er immer gesiegt.

Doch statt Sieg erlebt er in dieser ödipalen Phase die größte Niederlage seines Lebens. Die Mutter genießt zwar seine rührende Fürsorge, steckt auch die selbstgepflückten Blumen in die Vase. Sie lacht vor Freude, doch mehr nicht. Der kleine Junge erkennt, daß er nie und nimmer den strahlenden Ausdruck des Glücks auf ihr Gesicht zaubern kann wie Papa. Die Mutter begehrt ihn nicht, sie verlacht den Mann in ihm.

Diese Enttäuschung wird ihn immer begleiten. Im größten Eroberungsfeldzug seines Lebens ist er gescheitert. Er, der alles konnte, ist plötzlich ohnmächtig. Er ist völlig verzweifelt. Er hat soeben erkannt, daß er die einzige Frau, die er jemals geliebt hat, niemals erobern kann. Sie will ihn nicht. Das tut so weh, daß er Angst hat, daran zu zerbrechen. Und er schwört sich eines: Das passiert ihm niemals wieder. Diese Frau hat ihm das Schlimmste angetan, was er je erlebt hat. Dafür haßt er sie. Sie hat ihn zum Opfer gemacht. Das erträgt er nicht. Er will Täter sein. Also wird aus seinem Haß Verachtung. Er muß diese Frau, die er so sehr geliebt hat, abwerten. Sie hat seine Liebe nicht verdient. Von nun an haßt er ihre Liebe.

Doch der Sechsjährige verwahrt diese vernichtende Niederlage in seinem Herzen zusammen mit der Angst, dieses furchtbare Drama noch einmal durchmachen zu müssen. Wenn er als Erwachsener einer Frau begegnet, begleitet ihn der Haß. Fühlt er sich als Opfer, wird er sie hassen, ist er der Täter, wird er sie mit Verachtung strafen. Gleichzeitig treibt ihn eine Kraft, sich für die

Niederlage zu rächen. Wenn schon nicht an der Mutter, dann wenigstens an einer anderen Frau. Ach was, an allen Frauen.

Am einfachsten wäre es natürlich für ihn, den Frauen danach aus dem Weg zu gehen. Aber der böse Mann mag Frauen, er sehnt sich nach ihnen. Doch er scheut die feste Bindung, um unverwundbar zu bleiben. Er findet es großartig, wenn sich eine Frau in ihn verliebt – doch je mehr sie von ihm will, desto heftiger entzieht er sich. Und je mehr sie ihm ihre Liebe zeigt, desto größer ist seine Verachtung. Keine Frau ist es wert, seine Gefühle zu erobern. Je größer diese Gefahr, desto stärker ist seine Abwehr. Der böse Bube hat schließlich seine Lektion gelernt. Sein Leben ist nicht den Frauen geweiht, sondern der Rache an ihnen.

Aber noch sind wir mitten im dritten Akt. Der kleine Junge ist hin- und hergerissen zwischen Liebe und Haß. Die Mutter kriegt davon nichts mit. Sie merkt nur, daß ihr bisher so anhängliches Söhnchen plötzlich anders auf sie reagiert, und freut sich irrigerweise entweder, daß er schon anfängt, selbständig zu werden, oder bedauert es.

Meistens letzteres, denn gehört er nicht ihr ganz allein? Nicht nur der kleine Junge will etwas von Mutti, auch sie will schließlich etwas von ihm. Er soll sie entschädigen für das, was sie von ihrem Mann nicht kriegt und was sie von ihrem Vater nie gekriegt hat: die Symbiose. Und nicht nur das. Er soll auch Mutters Defizite auffüllen. Der Ehemann vernachlässigt sie? Macht nichts, Söhnchen steht ja Tag und Nacht zur Verfügung. All das, was sie von ihrem Mann unausgesprochen erwartet und nicht bekommt, fordert sie vom Sohn. Und leistet er es nicht, bekommt er ihre ganze Enttäuschung zu spüren und wird für Papis Versäumnisse und emotionale Unzulänglichkeiten bestraft. Er soll Mamis Wunden lecken. Aber er wird den Teufel tun. Er kann es gar nicht, selbst wenn er wollte. Er ist schließlich klein und kein Mann. Und außerdem ist diese Frau diejenige, die ihn zutiefst verletzt hat. Von nun an wird sich zwischen Mutter und dem bösen Buben ein Machtkampf abspielen. Sie fordert, und er verweigert.

Der vierte Akt

Zurück zu unserer Bühne. Der dritte Akt war so voller Dramatik, daß der vierte Akt eher wie ein laues Nachspiel wirkt. Trotzdem werden wir sehen, daß sich auch der Blick in diesen Teil des Dramas lohnt. Der Junge ist jetzt in der genitalen Phase. Er hat gerade seinen Stimmbruch erlebt, erste Härchen sprießen. Sex und alles, was damit zu tun hat, bestimmt sein Denken und Handeln. Er onaniert auf Teufel komm raus, bis er – endlich – ein Mädchen erobert.

Inzwischen weiß er längst, wie er mit Mami umgehen muß. Entweder hat er es sich von Papi abgeguckt, oder er hat es selbst in vielerlei Kämpfen herausgefunden. Sie kann nicht ausstehen, wenn er zu spät nach Hause kommt und sie nicht weiß, wo er war? Er macht die Nacht durch. Sie zwingt ihm ihre bohrenden Fragen auf? Er hüllt sich in Schweigen. Sie möchte wissen, was er denkt und fühlt? Er ist abweisend und eiskalt. Sie will für ihn kochen? Er ißt lieber bei McDo. Rache ist süß.

Und dann kommt der Tag, an dem er Genugtuung erfährt für die einst erlittene Schmach. Dieses Schlüsselerlebnis wird er verinnerlichen und nie vergessen. Es ist der Tag, an dem er seiner Mutter die erste Freundin präsentiert

Dank des gewaltigen pubertären Hormoncocktails, der sein Blut in Wallung bringt, ist er ungeheuer scharf auf dieses Mädchen. Sie hat ihn rangelassen, und er hat ihre Augen zum Strahlen gebracht. Er weiß nun aus eigener Erfahrung, warum Mami damals Papi ihm vorzog. Und Mami weiß es auch.

Er sieht es an ihrem Blick. Die kleine Verengung der Pupillen beim Anblick des Mädchens, das leichte Schlucken! In diesem Moment fühlt er nichts als Triumph. Und beide wissen: Sie hat ihren Sohn an eine andere verloren. Unwiderruflich. Sie ist eifersüchtig, und er spürt es. Dies ist der Tag der Heimzahlung. Und mit jeder neuen Freundin wird er ihr vor Augen führen, was sie ausschlug, als sie ihn damals zurückwies. Je mehr Frauen, desto größer die Rache. Und er sieht an Mutters verkniffenem Mund, daß die Rache greift. Gibt es eine schönere Befriedigung?

Die »normale« Sozialisierung des kleinen Jungen hat tiefe Spuren hinterlassen. Auf dem Weg des Erwachsenwerdens hat sich entschieden, ob er als böser Bube den Frauen das Leben schwermacht. Die Karten hat Mami gemischt, weil Papi sich rausgehalten hat. Ausbaden müssen es alle Frauen nach ihr.

In bester Gesellschaft

Verfallen Sie jetzt bitte nicht in den Irrglauben, der böse Mann müsse Ihnen grundsätzlich leid tun, weil er schon als kleines Kind so leiden mußte. Dieses Gefühl wäre verschwendet. Er ist zwar ein armes Schwein, aber oft genug auch ein gemeines. Das wahrhaft Traurige daran ist, daß er sich dessen nur selten bewußt ist. Damit befindet er sich in allerbester Gesellschaft:

Joseph Kennedy, der Vater des amerikanischen Präsidenten, war ein überaus erfolgreicher Geschäftsmann. John F. Kennedy eroberte die ganze Welt mit seinem Charme und seiner Jugendlichkeit. Aristoteles Onassis scheffelte als Tankerkönig Milliarden. Albert Einstein gewann den Nobelpreis, Bert Brecht schuf literarische Meisterwerke, Picasso revolutionierte die Malerei, Jean-Paul Sartre gelangte als Intellektueller zu Weltruhm und diente Generationen als Vorbild. Alles Männer von hohem gesellschaftlichen Ansehen, deren Leistungen anerkannt und bis heute unvergessen sind. Und trotzdem waren sie allesamt böse Buben, die sich zeit ihres Lebens an Frauen gerächt haben. Wir werden später ausführlich darauf eingehen.

Die Kindheit eines bösen Buben

Wie aus einem kleinen Jungen ein böser Bube wird, läßt sich am Beispiel eines Mannes zeigen, den jeder kennt und vermutlich irgendwann einmal bewundert hat. Seine Böse-Buben-Karriere ist nahezu klassisch und daher besonders anschaulich. Und deshalb wird er uns auch durch das Buch begleiten. Die Rede ist von John F. Kennedy.

John kam als zweites von neun Kindern zur Welt. Seine Mutter Rose sah offenbar in Kindern nicht unbedingt die Erfüllung. Sex war für die streng katholische Frau kein Vergnügen, sondern eine eheliche Pflicht, der sie widerwillig nachkam. Kein Wunder, denn Ehemann Joseph nahm seine ehelichen Rechte rücksichtslos wahr. Zärtlichkeit war ein Fremdwort für ihn. Und wenn Rose nicht wollte, nahm er sich eine andere Frau. War es das lustlose Übersichergehenlassen, was ihn in die Arme anderer Frauen trieb, oder widerten sie seine Seitensprünge so an, daß sie jegliche Lust verlor – es läßt sich nicht feststellen. Die Kinder, die aus diesen rohen Beischläfen resultierten, trugen jedenfalls die Last der unwillkommenen Empfängnis. So beschreibt es die Schriftstellerin Katherine Pancol in ihrer Biographie über Jackie Kennedy.

Nach jeder Niederkunft stellte Rose Kennedy ein neues Kindermädchen ein und flüchtete – am liebsten nach Paris. Dort begab sie sich auf Einkaufstour, wobei sie jedesmal ein Vermögen verschleuderte. Sie selbst bekannte einmal ganz offen, daß es für sie ein Mittel war, sich an ihrem Mann zu rächen. Er sollte für seine Untreue teuer bezahlen.

Als John zur Welt kam, war es vermutlich nicht die Mutter, die ihm den begehrlichen Blick schenkte, sondern ein Kindermädchen. Aber immerhin, er brachte die Augen einer Frau zum Leuchten, denn offensichtlich war er ein niedliches Baby und später auch ein süßer Knirps. Als Dreijähriger verbrachte er drei Monate in einem Sanatorium, und als er entlassen wurde, flehte die Krankenschwester, die ihn betreut hatte, seine Eltern an, sie als Kindermädchen einzustellen. Sie wollte sich von dem kleinen Jungen nicht trennen. Er wurde also geliebt. Zwar nicht von seiner Mutter, aber von einer Frau. Immerhin. Dennoch – ein Kind liebt die Mutter, egal ob sie schlägt, ob sie abwesend oder gleichgültig ist. Die Erfahrung der Zurückweisung ist immer einschneidend.

Nach dem dritten Kind verließ Rose ihren Mann und flüchtete zu ihrem Vater. Doch der setzte sie moralisch unter Druck, so daß sie nach drei Wochen wieder heimkehrte und sich weiterhin schwängern und betrügen ließ.

Rose Kennedy, mittlerweile Mutter von fünf Kindern, bezeichnete ihre Familie damals als ihre Firma. Für jedes Kind hatte sie eine Akte angelegt, in der sie Gewicht, Größe und Krankheiten eintrug. Jeden Abend überprüfte sie die Kleidung der Kinder auf Beschädigungen. Fehlten Knöpfe, waren irgendwo Risse oder Löcher? Im Laufe der Jahre wuchsen sich die Knöpfe zur Besessenheit aus. Von morgens bis abends knöpfte sie auf und wieder zu, zählte alle fehlenden Knöpfe, ersetzte sie und murmelte das Wort Knöpfe ständig vor sich hin wie ein Mantra. Wollte sie mit dieser zwanghaften Manie etwas unter Kontrolle halten, was ihr sonst entglitten wäre? Knöpfe dienen dazu, etwas zuzumachen, festzuhalten. Was mußte Rose so fest unter Verschluß halten, daß nichts anderes sie mehr beschäftigte? Interessanterweise nannte John F. Kennedy seine Tochter Caroline »Buttons«, was nichts anderes als Knöpfe heißt.

Der kleine John erlebte eine zurückweisende Mutter, für die es nur Disziplin gab, aber keine Zärtlichkeit. Jede körperliche Nähe war Rose Kennedy zuwider, Körperkontakt zu ihren Kindern vermied sie. Sie berührte sie nur, wenn sie sie schlug. Später rühmte sie sich: »Ich hatte mir angewöhnt, immer einen Kleiderbügel in Reichweite zu haben.« Statt ihrem Mann mal ordentlich was aufs Maul zu geben oder, noch besser, ihm anständig in die fremdgehenden Eier zu treten, bestrafte sie ihre Kinder, indem sie seine Lieblosigkeit nahtlos an sie weitergab.

Joseph Kennedy, der Vater, widmete sich seinen Geschäften und seinen Gespielinnen, war selten zu Hause. Und wenn er mal da war, brachte er seinen Kindern das bei, was sein Leben ausmachte: Konkurrenzdenken, Rücksichtslosigkeit und Unehrlichkeit. Er war seinerzeit der anrüchigste Geschäftsmann an der amerikanischen Ostküste und machte ein gewaltiges Vermögen damit, daß er Gott und die Welt übers Ohr haute. Die gute Gesellschaft machte einen großen Bogen um ihn, was ihn unglaublich geärgert haben muß, denn später pumpte er Millionen in den Wahlkampf seines Sohnes, um endlich die Anerkennung zu bekommen, die er sich wünschte.

Unzählige Kindermädchen und Gouvernanten entschädigten den kleinen John wenigstens teilweise für die Lieblosigkeit der Mutter und die Gefühllosigkeit des Vaters. Die Mütter seiner Freunde verwöhnten ihn, und er erhielt von seinen Lehrern Zuwendung. Er machte also auch die Erfahrung der eigenen Unwiderstehlichkeit und erfuhr Akzeptanz. Dennoch hatte er mit fünf Jahren bereits seine Böse-Buben-Lektion gelernt. Als seine Mutter wieder einmal die Koffer packte, um zu flüchten, schrie er sie voller Verachtung an, was für eine Mutter sie sei, die ihre Kinder allein ließe.

Schon der kleine Knirps zeigte von nun an offen seine Verachtung. Demonstrativ hielt er sich die Nase zu, wenn seine Mutter an ihm vorbeiging – sie liebte es, sich mit den schwersten Parfüms einzunebeln. Er torpedierte die Disziplinarmaßnahmen seiner Mutter: Sie verlangte Pünktlichkeit von ihm, er kam zu spät. Sie legte größten Wert auf ordentliche Kleidung, er zog sich so schlampig wie möglich an, riß sich die Knöpfe ab, ging mit zwei verschiedenen Schuhen in die Schule und kämmte sich nicht.

Mit zwölf Jahren wurde John ins Internat gesteckt. Als er dort eintraf, hatte er nichts anzuziehen – seine Mutter hatte vergessen, seinen Koffer zu packen. Und dann vergaß sie auch ihren Sohn. Sie besuchte ihn nie. John ertrug diese erneute bittere

Zurückweisung nur, indem er sich, wie schon als kleiner Junge, in Krankheiten flüchtete. Dann, so wußte er aus Erfahrung, würde sich jemand um ihn kümmern. Tatsächlich fand er in Krankenzimmern immer ein weibliches Wesen, das ihn verwöhnte und ihm das Gefühl von Nähe und Geborgenheit gab. So wundert es nicht, daß Jahre später er und Jackie sich so nahe wie nie waren, als er mit unerträglichen Rückenschmerzen monatelang ans Bett gefesselt war.

Mit sechzehn wurde John so krank, daß alle das Schlimmste befürchteten. Die Ärzte diagnostizierten Leukämie. Die ganze Schule flüsterte hinter vorgehaltener Hand, daß er vielleicht sterben würde. Seine Mutter wurde benachrichtigt. Doch sie hielt sich gerade in Miami auf, wo sie ein neues Haus gekauft hatte, und war nicht gewillt, wegen ihres Sohnes auf das schöne Wetter zu verzichten.

Nach dieser Erfahrung trug John die Verachtung für seine Mutter offen zur Schau. Er wurde zynisch und machte sie lächerlich, wo er nur konnte. Sie hatte ihn auf seine Rolle als böser Bube bestens vorbereitet.

Mit siebzehn begann er, sich für Frauen zu interessieren. Keine Krankenschwester war vor ihm sicher. In jedem Krankenhaus war er der Liebling aller. Doch wehe, wenn eine zärtlich werden wollte. Da lief bei ihm gar nichts mehr. Rose Kennedys Saat war aufgegangen. Aus einem niedlichen, liebebedürftigen kleinen Jungen war ein böser Bube geworden, der sich sein Leben lang für die erlittene Zurückweisung rächte. Wie wir sehen werden.

Warum Frauen auf ihn abfahren – Einblicke in die weibliche Gefühlswelt

Ich kann mich nicht erinnern, je
bei meinem Vater auf dem Schoß
gesessen zu haben.
Simone de Beauvoir

Die Liebe bleibt im Leben des
Mannes nur eine Beschäftigung,
während sie das eigentliche
Leben der Frau ausmacht.
Lord Byron

Von Superfrauen, Masochistinnen und unsichtbaren kleinen Mädchen

Bevor wir in die Details der weiblichen Psyche einsteigen und womöglich die männlichen Leser endgültig verschrecken, wollen wir mit einem spannenden Experiment beginnen. Wir gehen davon aus, daß Sie bereits einschlägige Erfahrungen mit einem bösen Buben gemacht haben. Wenn nicht, kann etwas mit Ihnen nicht stimmen. Also: Rufen Sie den bösesten Buben an, den Sie kennen, rein freundschaftlich, versteht sich, zwischen Ihnen ist es ja längst vorbei. Loben Sie seinen neuen Sportwagen und fragen Sie nach technischen Details. Er wird Sie daraufhin zu einer Probefahrt mit anschließendem Drink in seinem Lieblingslokal einladen. Sagen Sie ja, denn vor Ihren Augen wird sich eine hochinteressante Art der zwischenmenschlichen Kommunikation entfalten, die Sie genießen sollten. Da Sie nichts mehr von ihm wollen, besteht für Sie keine Gefahr. Lehnen Sie sich entspannt zurück und beobachten Sie die Reaktionen Ihrer Geschlechtsgenossinnen.

Der böse Bube startet den Wagen und macht Sie auf die grandiose Technik aufmerksam, als plötzlich die gutaussehende Frau, die Sie eine halbe Stunde zuvor mit abwesendem Blick in den Supermarkt trotten sahen, auf die Ampel zusteuert. Sie schleppt die schwere Einkaufstasche, ihr Hund zerrt an der Leine, sie ist deutlich genervt. Reifen quietschen. Der böse Bube am Steuer macht eine Vollbremsung, obwohl die Ampel noch frisch gelb ist. Sie sind erstaunt, doch dann begreifen Sie: Er hat die Frau ebenfalls gesehen. Lässig schiebt er die Sonnenbrille hoch und fängt an, gestenreich mit Ihnen zu reden oder laut zu lachen. Gehen Sie gar nicht darauf ein, er will sowieso keine Antwort von Ihnen. Er hat die Frau im Blick. Und sie ihn. Der nervende Köter ist vergessen. Sie beugt sich zu ihm hinunter und streichelt ihn in einer aufreizenden Haltung. Dabei gelingt ihr ein verheißungsvoller Blick durch die Ponyfransen in Richtung unseres bösen Buben. Die Ampel springt um, er läßt den Motor aufheulen. Ein Blick in den Rückspiegel bestätigt Ihre Vermutung: Sie schaut ihm nach.

Er hat allerdings schon die nächste Frau im Visier. Sie ist die Tochter Ihrer besten Freundin und in einem Alter, in dem man absolut cool ist und alles, was das Boygroup-Alter überschritten hat, mega-alt findet. Sie winken ihr zu, doch sie ignoriert Sie, denn sie schenkt gerade dem Mann neben Ihnen ein hinreißendes Lächeln und reckt synchron dazu die Oberweite. Sie schütteln – innerlich – den Kopf, während er die Huldigung dieses Girlies mit einem widerlich selbstgefälligen Grinsen entgegennimmt.

Weiter geht's. Nächste Station ist der Tresen in seiner Stammkneipe. Neben ihm grübelt die abgeklärte Busineßfrau in Schwarz über die harte Präsentation, die ihr am nächsten Morgen in London bevorsteht. Sie blickt kaum auf. Und doch, und doch. Ob sie vielleicht eine Zigarette von ihm haben könnte, fragt sie keine zwei Minuten später Ihren Begleiter. Sie trauen Ihren Augen nicht: In Bruchteilen von Sekunden wird aus der knallharten Geschäftsfrau ein Weibchen mit großen, bittenden Augen. Klar hätte sie Lust auf einen Grappa. »Oh, aah, vielen Dank.« Niedliches Lachen. Der böse Bube ist nun voll in seinem Element. Er flirtet heftig, und auch Sie kriegen ein paar Bröckchen seines Charmes zugeworfen. Aber Vorsicht: Er braucht Sie als Statist für seinen Feldzug. Soll sein Opfer doch ruhig denken, daß Sie Konkurrenz sind, das erhöht seinen Wert.

Aber die Geschäftsfrau ist auch nicht schlecht. Beim Finden eines Dates läßt sie ihn zappeln, indem sie ihn girrend bittet, sie frühestens am übernächsten Abend anzurufen, vorher sei sie zu beschäftigt, sagt sie, wieder ganz die coole Geschäftsfrau. Sie weiß allerdings noch nicht, daß sie es mit einem bösen Buben zu tun hat. Er wird sie zappeln lassen, bis sie entnervt neben dem Telefon sitzt und auf seinen Anruf wartet. Sollte sie jedoch den Fehler machen und ihn selbst anrufen, hängt sie an der Angel. Er wird sich selbstverständlich aufrichtig über ihren Anruf freuen. Aber unbewußt bereitet er schon seinen nächsten Rachefeldzug vor. Er hat ein neues Opfer gefunden.

Nach diesem Experiment wissen Sie eines sicher: Sie waren und werden nicht die einzige sein, die auf den bösen Buben hereingefallen ist. Aber Sie sind geheilt. Dieser böse Bube kann Ihnen nichts mehr anhaben. Natürlich ist er irgendwie schon ein Klassetyp, die begehrlichen Blicke der Frauen haben es Ihnen bestätigt. Und immerhin hat er mit Ihnen die Kneipe verlassen, nicht mit einer anderen.

Machen wir uns nichts vor. Gibt es etwas Schlimmeres für eine Frau, als von einem bösen Buben nicht beachtet zu werden? Schließlich versteht er etwas von Frauen. Sein Urteil ist untrüglich. Er ist der beste Spiegel, den es gibt. Wenn er uns wahrnimmt, sehen wir uns plötzlich auch, wenn Supermann auf uns zeigt, bibbern wir vor Stolz, denn wir genügen seinen Ansprüchen. Lassen wir uns mit einer Niete ein, haben wir nichts Besseres verdient, wir taugen eben auch nichts. Doch wenn der böse Bube uns will, haben wir endlich die Gewißheit, daß wir klasse sind. Denn er braucht Klassefrauen, andere interessieren ihn nicht, weil sie ihn viel zu schnell langweilen. Eine

Frau, die seine Überlegenheit als naturgegeben betrachtet und sich ihm frag- und klaglos unterordnet, ist für ihn eine reizlose Aufgabe. Er sucht die Herausforderung. Je unabhängiger, intelligenter, erotischer und erfolgreicher die Frau, desto größer ist der Ansporn für ihn, sie kleinzukriegen, damit er sie verachten kann. Es geht nicht um Liebe, sondern um Macht, die er durch sie ausübt. Und wir tappen bereitwillig in die Falle, denn auch wir haben unsere (Ab-)Gründe. Wir kommen nicht darum herum, also werfen wir einen Blick in unsere Kindheit.

Drama ohne Hauptdarsteller

»Ein Mädchen«, denkt die Mutter bei der ersten Ultraschalluntersuchung. Auf ihrer Stirn bildet sich bald eine Sorgenfalte. Hoffentlich wird das Kind hübsch, schießt es ihr durch den Kopf. Nach der Geburt hält sie die Tochter zum erstenmal in den Armen. Glücklich betrachtet sie ihr »Produkt« genauer. Die winzigen Hände, die Füßchen. Niedlich. Aber hat die Kleine nicht extrem große Ohren? Und das aufgeworfene Näschen! Eine Steckdosennase. Hoffentlich wächst die sich noch zurecht, denkt die Mutter besorgt. Na ja, plastische Operationen sind heutzutage ja nichts Ungewöhnliches mehr, beruhigt sie sich. Und schon meldet sich ihr schlechtes Gewissen: Mag sie ihr Kind etwa nicht? Ist sie eine schlechte Mutter? Aber nein, Hauptsache, das Kind ist gesund.

Bald lacht das kleine Mädchen seine Mutter aus zahnlosem Mund an. Und die Mutter ist erlöst. Die Kleine ist richtig süß. Und so lieb. Macht kaum Scherereien. Und wenn sie mal weint, kann man sie leicht ablenken und ruhigstellen. »Ein großes Mädchen wie du weint doch nicht«, wird sie später als Dreijährige hören. »Dazu bist du doch schon viel zu vernünftig.« Natürlich versiegen die Tränen sofort, denn das kleine Mädchen möchte sehr gern vernünftig sein, auch wenn es sich nicht so fühlt. Mami lobt sie und ist froh, daß ihr braves Mädchen so gut funktioniert. Zum Glück. Denn wenn die Kleine sich nett verhält, kann sie ihre Schönheitsfehler später dadurch ausgleichen. Dies ist die Geburtsstunde des weiblichen Masochismus. Das kleine Mädchen spürt die Erleichterung der Mutter und ist glücklich, daß sie sie glücklich gemacht hat.

Ihre Lektion hieß: Sei brav, schrei nicht, fall nicht unangenehm auf, tu, was man von dir verlangt – dann machst du andere glücklich. Dann hast auch du das Recht, glücklich zu sein. Wutanfälle, Trotz, Eigenwilligkeit und das Durchsetzen eigener Bedürfnisse mit allen Mitteln werden dem kleinen Mädchen so schnell wie möglich abgewöhnt, schließlich soll es gefallen. »Mami wird ganz traurig, wenn du böse bist. Willst du Mami traurig machen?« Diese Frage ist natürlich Quatsch. Sie hat auch nur einen einzigen Sinn: Das kleine Mädchen unter Druck zu setzen und zu »erziehen«. Sagt das Mädchen jetzt, was die Wahrheit wäre, voller Zorn und aus vollem Herzen ja, folgt die Strafe auf dem Fuße. Mama ist gekränkt oder sie schäumt vor Wut. Aber eines macht sie mit Sicherheit: Sie droht mit Liebesentzug. Und außerdem: Wurde sie nicht genauso »erzogen«? Ihr hat das auch nicht geschadet. Und ist aus ihr nicht auch etwas geworden?

Eine gut konditionierte Tochter weiß, daß Mamis Frage, ob sie sie traurig machen wolle, rein rhetorisch ist und eine ehrliche Antwort brisant wäre. Natürlich will sie Mami nicht traurig machen. Warum auch, schließlich ist sie wütend. Es geht um ihre Gefühle und nicht um Mamis. Oder nicht? Komischerweise stoßen all ihre »bösen« Gefühle bei Mami auf Widerstand. Also weg mit ihnen. In Zukunft wird das Töchterchen seine Wut hinunterschlucken. Das kleine Mädchen wird nicht geliebt, weil es so ist, wie es ist, sondern weil es besonders artig, still, gelehrig, gut erzogen, hilfsbereit oder rücksichtsvoll ist. Also wird es von Geburt an daran arbeiten, Mutter nicht zu enttäuschen. Es wird alles tun, um die endgültige, die ultimative Liebe der Mutter eines Tages zu erringen.

Die französische Psychoanalytikerin Christiane Olivier geht noch weiter. Sie sagt: »Das kleine Mädchen wird aus tausend Gründen als Mädchen akzeptiert, die nichts mit seinem Geschlecht zu tun haben; es wird nur bedingt als Mädchen anerkannt ... Das Mädchen muß immer Beweise seiner Weiblichkeit erbringen.« Sie soll süß sein, charmant sein, liebevoll zu ihren Puppenkindern sein. Nur dann ist sie ein richtiges kleines Mädchen. »Wie sollte die erwachsene Frau nach alldem nicht von der Idee besessen sein, die Zeichen ihrer Weiblichkeit zur Schau stellen zu müssen?«

Die Lektion für das kleine Mädchen heißt: So, wie es ist, will es keiner. Andere bestimmen, wie es sein muß oder nicht sein darf. Andere bestimmen, welche Gefühle es haben darf oder nicht. Andere bestimmen, wie ein richtiges Mädchen fühlt, denkt, sich benimmt, aussieht. Und nur wenn es diese Erwartungen erfüllt, wird es akzeptiert.

Der kleine Junge muß niemals ein Manko wettmachen – in den Augen seiner Mutter hat er keins. Seine abstehenden Ohren deuten auf Persönlichkeit hin – bei Prinz Charles sind sie immerhin so etwas wie ein Markenzeichen – und seine Steckdosennase ist charakteristisch für die Familie väterlicherseits, da wurden alle Männer erfolgreiche Unternehmer. Der kleine Junge muß nicht nett sein, um geliebt zu werden. Seine Lektion heißt: So wie du bist, wirst du geliebt. Seine Wutanfälle sind ein Zeichen von starkem Charakter, sein Trotz spricht für Durchsetzungsvermögen, und seine Eigenwilligkeit deutet schon frühzeitig auf Persönlichkeit hin.

Während dem kleinen Mädchen das Selbstwertgefühl von Geburt an stetig genommen wird, plagt den kleinen Jungen keinerlei Zweifel an seiner Wichtigkeit und Attraktivität. Selbst wenn er häßlich wie die Nacht ist, wird er, auch als Erwachsener, davon überzeugt sein, jeder Frau zu gefallen. Diese Sicherheit kann ihm dank Mami niemand nehmen. Auch der Glöckner von Notre-Dame lebte in dem Wahn, eine attraktive Frau für sich gewinnen zu können.

Frauen verfallen diesem Irrglauben niemals. Sie brauchen einen Mann, der ihnen sagt, daß sie attraktiv sind. Sie brauchen die Bestätigung von außen. Und wer könnte ihnen die besser geben als ein böser Bube, dessen sexuelle Energie nicht zu übersehen ist? Das unverschämte Aufblitzen seiner Augen läßt die Frauen dahinschmelzen – sie fühlen sich begehrenswert. Erinnern wir uns an die Autofahrt.

Papa – ein Muster ohne Wert

Selbstverständlich macht das kleine Mädchen die gleichen Phasen durch, die der kleine Junge in seiner Entwicklung durchlebt. Auch sie muß sich durch orale, anale und genitale Prozesse quälen. Doch die Folgen sind für sie andere als für den

Jungen, denn ihr Leben ist von einem grundlegenden Makel überschattet: Das kleine Mädchen ist kein Junge. Niemals wird sie das gleiche Leuchten in den Augen ihrer Mutter zustande bringen wie der Junge. Dieses wunderbare Leuchten, das uneingeschränkte Akzeptanz ihrer Weiblichkeit und damit Begehren signalisiert.

Es gäbe jemanden, der es ihr hätte schenken können. Aber der war dummerweise anderweitig beschäftigt. Er mußte immerzu Geld verdienen, und das war wichtiger als seine kleine Tochter. Vielleicht hätte sie das Leuchten in Papas Augen zaubern können. Wenn er sein Töchterchen denn wahrgenommen hätte. Aber er war nicht da, als sie ihn dafür brauchte. Hätte er ihr beim Großwerden zugeschaut, hätte er womöglich die kleine Frau in ihr entdeckt. Aber er hat nicht hingesehen, denn kleine Mädchen langweilen ihn. Welcher Vater spielt schon gern mit Puppen? Die Tochter hat nur eine Chance, die Augen ihres Vaters – kurzfristig – zum Leuchten zu bringen: Wenn sie mit ihm auf dem Fußballplatz rumbolzt, sich mit ihm unter das Auto legt und ihm den Schraubenschlüssel reicht oder sich auch sonst wie ein Junge benimmt. Nur wenn sie nicht sie selbst ist, wird sie beachtet.

Der kleine Junge hat den begehrenden Blick von seiner Mutter reichlich bekommen. Er weiß, daß er süß ist. Das kleine Mädchen dagegen hat ihn, wenn überhaupt, nur in wenigen kostbaren Momenten vom Vater bekommen. An diese seltenen Augenblicke erinnern sich viele Frauen ihr Leben lang.

Um keine Mißverständnisse aufkommen zu lassen: Natürlich wird das kleine Mädchen geliebt, meistens jedenfalls. Aber mit kritischer Distanz. So, wie man gute Freunde schätzt: Man mag sie, aber man sieht auch ihre Schwächen. Das kleine

Mädchen spürt diese Distanz sehr früh. Irgend etwas stimmt nicht mit ihr, denkt sie. Mutters heimliche Enttäuschung ist allgegenwärtig, auch wenn sie vehement behauptet, sich immer eine Tochter gewünscht zu haben, die so ist wie sie selbst. Alles Lüge. Und das kleine Mädchen ahnt das. Was es (noch) nicht weiß: Es kann nichts dafür, daß es für die Mutter eine Enttäuschung ist. Genausowenig wie die Mutter dafür kann, daß sie ihrer Tochter nicht den begehrlichen Blick schenkt.

Aber die Mutter kann etwas dafür, wenn sie sich zur einzigen Bezugsperson für ihre Kinder macht. Mädchen könnten Männer viel besser einschätzen, wenn sie schon früh die Möglichkeit hätten, sie auch kennenzulernen. Wenn der Vater an der Wiege fehlt, werden sie später ihren Vater in allen Männern suchen. Ein fliehender Mann wie der böse Bube ist für sie ein altbekanntes Muster.

Das große Geheimnis zwischen den Beinen

Das Drama des kleinen Mädchens beginnt schon mit der Geburt. Doch es verläuft völlig anders als das des kleinen Jungen. Es ist ein Bühnenstück, bei dem das Töchterchen nicht mitspielen darf. Auf der Bühne steht die Mutter. Die Überfrau, zutiefst beneidet vom kleinen Mädchen. Denn die Frau dort oben besitzt die Liebe des Vaters und hält alle Fäden in der Hand. Das kleine Mädchen hat nichts, nicht einmal eine eigene Identität. Sie ist ein Neutrum. Nicht umsonst heißt es das Mädchen und der Junge. Spätestens wenn der kleine Steppke einträchtig neben Vater im Stehen pinkelt, weiß er, daß er ein Mann ist, so wie Papa. Jedenfalls hat er alles, was zu einem Mann gehört.

Das Mädchen hat nichts, woran es erkennen könnte, daß es eine Frau ist. Keinen Busen wie Mama, und zwischen den Beinen ein großes Geheimnis. Sieht sie da genauso aus wie Mama? Sie weiß es nicht, denn wenn sie Mama überhaupt einmal nackt sieht, dann ist da nur ein dreieckiges Haarbüschel, das alles versteckt. Während der kleine Junge sich voller Stolz im Große-Bogen-Pinkeln übt, lernt das kleine Mädchen, daß man über das, was es zwischen den Beinen hat, nicht spricht und es schon gar nicht berührt. Das, was ihre Weiblichkeit ausmacht, ihr Geschlecht, ist nicht der Rede wert.

Aber zurück zur Bühne. Was passiert im ersten Akt? Das Mädchen erlebt die orale Phase als hungriges Baby, das zwar regelmäßig die Brust oder ein Fläschchen bekommt, aber nicht die Begeisterung der Mutter. Der Hunger bleibt, denn es fehlt das sättigende Gefühl der Verschmelzung. Wundert es irgendwen, daß Jungen meistens länger gestillt werden als Mädchen? Kleine Mädchen, die manchmal lange schreien mußten, bis sie gefüttert wurden, haben später oft große Angst davor, verlassen zu werden. Sie suchen immer noch Milch satt – die Symbiose, die totale Verschmelzung. Ein fataler Wunsch, wenn eine Frau mit diesen ungestillten Bedürfnissen an einen bösen Buben gerät. Für ihn sind solche Erwartungen wie ein Waldbrand – nichts wie raus aus der Gefahrenzone.

Aber was kann das Mädchen tun, um mit Liebe gefüllt und richtig satt zu werden? Es hat nicht viele Möglichkeiten. Schreien, das hat es schnell gemerkt, macht die Mutter ungehalten. Also weint es lieber nicht, selbst wenn der Hunger noch so bohrend ist. Wenn es schön brav ist, kommt die Mutter irgendwann von selbst und lobt das kleine Mädchen, weil es so schön durchgehalten hat. Das kleine Mädchen freut sich, weil die Mutter sich freut. Es wird seinen Hunger vergessen und künftig nur noch dann Bedürfnisse haben, wenn die Mutter es für richtig hält. Aber Körper und Seele vergessen nichts. Das Mädchen wird vermutlich immer ein Eßproblem behalten.

Nicht die Persönlichkeit zählt, sondern Leistung

In der analen Phase versucht das kleine Mädchen, Mutters Wünschen durch Leistung entgegenzukommen. Die Mutter rümpft die Nase beim Anblick der vollen Windel? Kein Problem. Das kleine Mädchen beeilt sich, ohne Windeln auszukommen. Doch es geht immer wieder etwas daneben. Sie weint, denn sie wollte der Mutter doch einen Gefallen tun. Verzweifelt erkennt sie, daß sie kein Wunderkind ist. Sie ist böse auf sich selbst und bemüht sich tapfer um Perfektion. Der Masochismus greift. Mädchen werden normalerweise früher trocken und sauber als Jungen. Doch es nützt ihnen nichts, sie stehen trotzdem nicht im Mittelpunkt. Ihre Leistung wird als selbstverständlich hingenommen. Die Mutter ist mit der braven Tochter zufrieden, aber was die Kleine auch tut, es reicht nie. Doch irgendwann, wenn sie ganz perfekt ist, wird ihr sehnlichster Wunsch in Erfüllung gehen. Ganz bestimmt. Sie muß nur hart genug an sich arbeiten und sich anstrengen. Dann wird sie eines Tages auch die Bühne erobern.

Jetzt weiß das Mädchen nur, daß es noch keine Rolle hat. Also schaut es den Hauptakteuren auf der Bühne zu. Sie beobachtet ihre Mutter sehr genau und entdeckt die ersten Fehler. Das macht die Kleine fertig. Sie hat diese Superfrau da oben bewundert und beneidet. Und jetzt muß sie feststellen, daß diese Person überhaupt nicht perfekt ist.

Der amerikanische Psychoanalytiker Heinz Kohut weist darauf hin, daß es zumindest phasenweise wichtig für ein Kind ist, die Eltern zu idealisieren, um später nicht unter einem Selbstwertdefizit zu leiden. Falls das nicht gelingt, spricht er von der inneren Unsicherheit einer narzißtisch-desorientierten Person. Gefühle der Scham, Leere und Ziellosigkeit können die Folge sein. Wie sollte das kleine Mädchen aber die Eltern idealisieren können? Die Wirklichkeit ist schließlich, daß Papi nie da ist, und wenn doch, dann beachtet er seine Tochter kaum. Oder er beschäftigt sich kurzfristig mit ihr, um sie dann, wenn er genug hat, wieder zu vergessen. Und Mami ist eine nie zufriedene Frau, die oft quengelt und mit Papi schimpft, weil er nicht das tut, was sie will. Das kleine Mädchen ist von Papi enttäuscht und wütend auf ihn, und Mami findet es blöde. Aber es hat ja gelernt, daß solche bösen Gefühle verboten sind. Also wird es sie verdrängen und allenfalls Papi idealisieren, denn den erlebt es am wenigsten hautnah. Von ihm kann sie träumen, Mami hat sie tagtäglich vor Augen. Und die ist alles andere als perfekt.

Das ohnehin schon gestörte Selbstwertgefühl des kleinen Mädchens erleidet die nächste Schlappe. Wenn Mami nicht perfekt ist, wie soll es dann das kleine Mädchen schaffen, perfekt zu sein? Wenn wenigstens der Vater da wäre und ihr sagte, daß sie perfekt ist, so wie sie ist. Aber der hat sich emotional längst aus dem Staub gemacht. Das letzte, was ihn interessiert, sind die seelischen Nöte einer Fünfjährigen. Also bleibt das kleine Mädchen allein mit einem gestörten Frauenbild und einem idealisierten Vater, der sich nicht für sie interessiert. Ihr Selbstwertgefühl hat keine Chance. Auch als erwachsene Frau wird sie immer Probleme mit dem eigenen Wert haben. Und das macht sie zum idealen Opfer eines bösen Buben. Da sie ihr Selbstwertgefühl nicht von innen bezieht, sondern aus der Bestätigung von außen, ist es keine stabile, verläßliche Größe. Es kann durch Kritik sofort ins Wanken geraten.

Kein Wunder, daß Frauenzeitschriften einen so großen Markt haben. Sie zeigen schließlich, wie frau sein soll, damit sie gefällt: Wie werde ich schöner für andere, wie werde ich dünner für ihn, wie koche ich besser, wie gewinne ich ihn, was mache ich falsch, wie verstehe ich ihn besser – jede Menge Tips, um die Frauen in ihrem Perfektionswahn noch zu unterstützen. Erreicht wird jedoch damit genau das Gegenteil: Das Selbstbewußtsein wird nicht gestärkt, es flattert wie ein Fähnchen im Wind.

Das kleine Mädchen sitzt schon längst in der Falle. Wenn es etwas richtig macht, bekommt es Lob und Anerkennung von anderen. Und wenn es das tut, was man von ihm erwartet, macht es andere glücklich. Das hat es schnell gelernt. Das wichtigste Ziel im Leben ist, anderen zu gefallen. Und zwar jedem. Tut es das nicht, sucht es den Fehler sofort bei sich und ist todtraurig. Nach einer kurzen Phase der Verzweiflung versucht es jedoch, sich noch mehr zu perfektionieren. Es weiß ja, daß es sich nur genügend anstrengen muß, dann wird es belohnt: Jeder wird das kleine Mädchen mögen.

In der phallischen Phase, so zwischen fünf und sieben, entdeckt das Mädchen seine Sexualität. Aber auch davon nimmt tunlichst keiner Notiz. Wenn der kleine Junge begeistert an seinem Schniedel spielt und verträumt onaniert, erntet er Mutters Nachsicht und Vaters Anerkennung. Er ist eben ein richtiger kleiner Mann. Aber wehe, das Mädchen spielt an seiner Klitoris. Peinlich berührt wird Mutter sie zur Ordnung rufen und der Vater wahrscheinlich mit hochrotem Kopf das Zimmer verlassen. Keiner spricht voller Stolz von einer richtigen kleinen Frau. Für die Entdeckung seiner Sexualität bleiben dem Mädchen nur die heimlichen Doktorspiele mit den Nachbarskindern, und die sind streng verboten. Später wird sie ihr Selbstbewußtsein als sexuelle Frau in der Bestätigung von außen suchen. Sie ist glücklich, wenn er es toll fand. Schöne Grüße vom weiblichen Masochismus!

In der phallischen Phase entdecken die Mädchen aber auch ihre Weiblichkeit. Sie fangen an, eitel und kokett zu werden. Kein erwachsener Mann ist vor ihren Attacken sicher. Die kleine Nichte hängt sich wie eine Klette an den Onkel und will unbedingt wissen, wie er ihr neues Kleid findet. Findet er es toll, wird sie sich unweigerlich auf seinem Schoß einnisten und ihn nicht mehr in Ruhe lassen. Sie lechzt nach seiner Anerkennung, und es bedarf schon einer strengen Ermahnung der Mutter, damit sie von ihm abläßt. Aber sie hat erreicht, was sie wollte. Einen kurzen Augenblick lang stand sie im Mittelpunkt der Aufmerksamkeit eines Mannes. Endlich. Sie hat das getan, was sie von Mutter abgeguckt hat, sie hat ihre Weiblichkeit ausprobiert. Doch statt Applaus erntet sie Buh-Rufe. Der Mutter ist es peinlich, daß sie den Onkel derart belästigt. Schon der erste winzige Auftritt in einer Statistenrolle endet für das kleine Mädchen mit einer Schlappe.

Auch hier hat der kleine Junge wieder die besseren Karten. Wenn er verkündet, daß er eines Tages Mami heiraten wird, finden alle Verwandten den kleinen Kavalier ganz reizend. Wenn das kleine Mädchen Papi heiraten möchte, hat er nur ein nachsichtiges Lächeln für sie übrig. Der Börsenteil ist wichtiger für ihn, und sie weiß ganz genau, daß sie Papa zwar heiraten will, er sie aber nicht. Und Mami wird lachend sagen, daß Papi doch schon verheiratet ist, und zwar mit ihr. Denn sie ist die Frau, die Papi begehrt. Wenn in einer Fernsehshow ein Zehnjähriger wie Michael Jackson tanzt und sich an den Schritt greift, johlt das Publikum. Man staunt über sein Talent und die Unbefangenheit, mit der er sich präsentiert. Tritt in der gleichen Show eine Zehnjährige wie Madonna herausgeputzt auf, wirkt es befremdlich bis grotesk. Das kleine Mädchen, das unbefangen Sex verkörpert, bereitet uns Probleme. Ein kleines Mädchen hat asexuell zu sein.

Auch Mutter findet das, ahnt sie doch schon lange, daß sie sich eine Konkurrenz heranzieht. Warum sollte sie ihrer Tochter die Bestätigung geben, die jene braucht? Schließlich hat sie von ihrer Mutter auch keine bekommen. Natürlich will Mutter nur das Beste für ihre Tochter, deshalb ist sie streng, kritisch, unnachgiebig, die Hohepriesterin von Lob und Tadel. Natürlich möchte sie, daß wir schön, erfolgreich, berühmt, reich, mutig werden. Nur eins dürfen wir auf gar keinen Fall: Sie dabei in den Schatten stellen. Die Über-Mutter will unerreichbar bleiben. Sie gibt vor, unsere beste Freundin zu sein, und trägt unter der Schürze schon den Dolch, mit dem sie unserem Selbstwertgefühl den Todesstoß versetzt.

Die Psychoanalytikerin Christiane Olivier beschreibt in ihrem Buch *Jokastes Kinder*, daß viele Frauen in ihren Männerbeziehungen die Nähe suchen, die sie von ihrer Mutter nicht bekommen haben. Der Mann soll ihre Defizite füllen, ihnen sozusagen die milchgefüllte Mutterbrust ersetzen. Und sie begehren.

Mit dem Busen wächst die Freiheit

Während der kleine Junge schon längst die Bühne erobert hat, wartet das Mädchen nach wie vor sehnsüchtig auf seinen großen Auftritt. Es sitzt noch immer im dunklen Zuschauerraum und ahnt, daß es erst auf die Bühne darf, wenn es groß ist. Und groß ist es, wenn es einen Busen hat. Ungeduldig wartet sie darauf, daß ihr Körper sich rundet. Immer öfter greift sie heimlich zu Mamas Lippenstift und Lidschatten und zu den Pumps, schaut in den Spiegel und versucht, die Frau in sich zu entdecken. Sie tröstet sich: Bald, bald ist sie erwachsen. Die genitale Phase kündigt sich an. Oder anders ausgedrückt, die Pubertät.

Und dann ist es endlich soweit. Plötzlich hat sie einen Körper. Männer starren sie an. Jetzt erlebt sie endlich, wie es ist, sich als Frau zu fühlen. Der Weg auf die Bühne ist frei. Ein Gefühl des Triumphs macht sich in ihr breit. Die Welt steht ihr offen, sie kann alles erreichen, was sie will.

Doch da sind Mutters kritischer Blick und ihre Bemerkungen. »Miniröcke können sich nur große Frauen mit langen schlanken Beinen leisten«, sagt sie. Und die Tochter fragt sich, ob sie etwa dick und kurzbeinig ist. Und dann zieht sie den kürzesten Rock an, den sie finden kann. Aber eine Unsicherheit bleibt. Ist sie wirklich so schön, wie sie geglaubt hat? Könnten ihre Beine nicht doch etwas dicker oder dünner sein? Und diese fetten Hüften! Und der Busen erst. Hängt er nicht etwas? Oder ist er womöglich schief? Oder zu klein, zu groß, zu spitz, zu rund, zu flach, zu schlaff, zu hoch, zu wabbelig – kurzum, sie ist nicht perfekt! Woran könnte man das besser erkennen und messen als am weiblichsten aller Körperteile. Mutters Ängste sind bei ihr angekommen. Soll die Tochter die Mutter dafür lieben?

Die Mutter schüttelt enttäuscht den Kopf. Sie wollte doch so gern die beste Freundin ihrer Tochter sein. Jetzt, da die Tochter groß ist, könnte man so viel Spaß zusammen haben. Aber das Töchterchen spielt nicht mit. Das letzte, was sie will, ist irgendeine Gemeinsamkeit mit der Mutter. Sie will alles anders machen, bloß nicht so ein Leben führen wie die Mutter. Keine langweilige Beziehung, kein Reihenhaus am Stadtrand, für das man sich ein Leben lang krummlegt. Sie träumt von einer großen Karriere als Model oder Filmstar. Und natürlich von einem wunderbaren Mann, der sie heiratet, ein Präsident mindestens oder ein Popstar, Jazzpianist oder wenigstens ein Reiter. Ein Prinz könnte es auch sein. Endlich wäre sie die Prinzessin, die sie immer sein wollte. In diese Welt paßt Mutter nicht. Vater sowieso nicht. Der hat noch immer keinen Blick für seine Tochter. Vielleicht ist sie ihm auch nur ein bißchen unheimlich, sie ist so verdammt jung und knackig.

Das kleine Mädchen ist jetzt ein Teenager, und noch immer ist es ihr nicht gelungen, die Augen von irgend jemandem zum Leuchten zu bringen, ihr Auftritt hat immer noch nicht stattgefunden. Aber sie ist bereit, sie hat gründlich gelernt und weiß genau, was von einer Frau erwartet wird. Was sie nicht weiß und vielleicht nie erfahren wird, ist, wie sie als Frau ist. Sie weiß, wie sie gefallen kann. Aber sie weiß nicht, ob sie sich selbst gefällt. Sie weiß, was andere von ihr wollen. Aber sie weiß nicht, was sie selbst will. Sie braucht jemanden, der es ihr sagt.

Am Ende der prägenden Entwicklungsphasen ist aus dem ursprünglich authentischen kleinen Wutkopf ein angepaßtes, liebes Mädchen geworden, das sich durch Bedürfnislosigkeit auszeichnet, eigene Wünsche für unverschämt und Zurückweisung für verdient hält. Sie wird nie vergessen, daß

- sie selbst nichts wert ist;
- sie sich Liebe verdienen muß;
- sie nur geliebt wird, wenn sie alle Erwartungen erfüllt;
- sie nur dann eine gute Frau ist, wenn sie sich genügend anstrengt;
- sie dafür verantwortlich ist, daß andere sich wohlfühlen;
- sie perfekt sein muß, um Interesse zu wecken;
- sie dankbar sein muß, andere glücklich zu machen;
- sie Leistungen bringen muß, um akzeptiert zu werden;
- sie schön (schlank, üppig, blond, braun) sein muß, um gemocht zu werden;
- sie anders sein muß, als sie ist;
- sie Zurückweisung verdient, weil sie so ist, wie sie ist;
- sie jemanden braucht, der ihr sagt, wie sie sein soll;
- sie es allen recht machen muß.

Wohlgemerkt, Frauen, die in ihrer Kindheit die Möglichkeit hatten, sich ohne Einschränkungen zu entwickeln und denen Gefühle, Wünsche und Bedürfnisse nicht »weggemacht« wurden, können eine selbstbestimmte, selbstbewußte Beziehung eingehen und anderen Grenzen setzen. Sie brauchen nicht die Symbiose, die Verschmelzung mit einem anderen, um sich als Ganzes wahrzunehmen. Sie sind ganz. An ihnen wird sich der böse Bube die Zähne ausbeißen. Sie brauchen ihn nicht für ihr Selbstwertgefühl. Und dem braven Rainer werden sie unheimlich sein, weil sie so ganz anders sind als alle Frauen, die er kennt.

Der Rest der Frauen, etwa 99,9 Prozent, wird versuchen, die Kindheitsdefizite von einem Mann ersetzen zu lassen. Und damit ist die Bahn frei für den bösen Buben.

Erfolg und Frust

Erinnern wir uns: Das unbewußte Leitmotiv des bösen Buben, das sich wie ein roter Faden durch sein Leben zieht, ist Rache. Liebe ist für ihn der sicherste Weg, sie zu befriedigen. Das Lebensziel der Frau ist es, geliebt zu werden. Sie identifiziert sich über die Liebe eines Mannes. Ohne Liebe kein Selbstwertgefühl. Mit anderen Worten – für den Mann ist Liebe Mittel zum Zweck, für die Frau ist Liebe Lebenszweck. Die Defizite sind klar verteilt. Das Spiel kann beginnen.

Die erste Liebe ist für jede Frau eine Sensation. Die Wirklichkeit ist viel aufregender als die Schwärmerei für den süßen Soap-Star. Wenn das Mädchen Glück hat, gerät es erst mal an den braven Rainer, der ebenso in sie verliebt ist wie sie in ihn. Er tut alles, was sie will, und sie spürt, was es heißt, Macht über einen Menschen zu haben. Sie kann ihn mühelos um den kleinen Finger wickeln.

Das ist toll, aber irgendwie auch unbefriedigend. Sie bringt zwar seine Augen zum Leuchten, aber es ist nur ein Anhimmeln, das ihr schnell langweilig wird. Es ist nicht das richtige Leuchten. Es fehlt die Herausforderung, die Unsicherheit. Außerdem: Wenn Rainer sie so toll findet, kann etwas nicht mit ihm stimmen. Schließlich weiß sie tief in ihrem Innern, daß sie eigentlich nichts wert ist. Nur ein Idiot läßt sich mit jemandem ein, der nichts taugt. Und sie will keinen Idioten zum Freund. Oder nur, wenn es gar nicht anders geht. Von Rainer kann sie zehn an jedem Finger haben, wenn sie will. Aber will sie? Die Rainers dieser Welt laufen ihr nicht weg. Nein, um ihren Masochismus voll auszukosten, braucht sie schon einen bösen Buben. Und den wird sie finden. Früher oder später. Dafür hat sie ein Gespür.

»Meinen ersten bösen Buben traf ich, als ich so ungefähr sechzehn war«, erzählt die dreiundfünfzigjährige Ulrike, eine selbständige Frau, die laut eigenem Bekunden bei der Wahl ihrer Männer »stets den Griff ins Klo« tat. Als uneheliches Kind und Schandfleck war sie der Außenseiter in der Familie und fühlte sich von der Mutter ungeliebt. Die Gewißheit, im wahrsten Sinne des Wortes nicht liebenswert zu sein, machte sie später zu einer vielversprechenden Beute für jeden bösen Buben.

»Er war der begehrteste Junge in der ganzen Gegend. Dabei sah er überhaupt nicht gut aus, sondern wie ein Affe mit seinem vorspringenden Kinn und dem dichten Haar. Wir fuhren jeden Morgen mit dem gleichen Zug in die Schule. Er hatte so eine Art, mich zu mustern, die mir durch und durch ging. Ich weiß noch, daß ich es schließlich war, die die Initiative ergriff, er aber bereitwillig auf meine Annäherungsversuche einging.

Ich hatte den Eindruck, daß er durchaus interessiert war. Wir trafen uns nach der Schule, gingen spazieren, hielten Händchen und küßten uns. Ich brannte lichterloh und wäre am liebsten sofort mit ihm in den nächsten Heuhaufen gesprungen. Bedenkenlos hätte ich ihm meine Jungfräulichkeit geopfert, wenn er sie denn hätte haben wollen.

Aber ihm genügte es, mich zappeln zu sehen. Er wußte, daß ich so willig war wie eine rollige Katze, und jeder andere Mann hätte dieses Angebot nicht ausgeschlagen. Aber er. Auch während des heißesten Pettings blieb er der coole Beobachter, so daß ich mir wie unter dem Mikroskop vorkam. Als er merkte, wie scharf ich auf ihn war, ließ er mich morgens im Zug stehen und setzte sich zu einem anderen Mädchen. Aber er behielt mich immer im Auge und traf sich auch weiter mit mir.

Ich erlebte ein Wechselbad der Gefühle. Immer wenn ich sicher war, daß er mich auch wollte, sah ich ihn mit einer anderen. Wir haben nie miteinander geschlafen, und als ich mich von ihm trennte, wußte ich nicht einmal, ob wir nun eine Beziehung gehabt hatten oder nicht. Ich weiß nicht mehr, wie er hieß, aber ich weiß noch genau, daß ich, eine wohlerzogene Tochter aus gutem Haus, für diesen Mann alles getan hätte.

Ich glaube, was mich an ihm so gereizt hat, war seine Indifferenz – es fehlte immer nur ein winziger Schritt bis zum Ziel. Wie der Esel, der hinter der Mohrrübe herrennt, die vor seiner Nase baumelt. Ich hatte das Ziel in Griffnähe vor mir, und doch war es unerreichbar. Als ich mich zurückzog, hatte ich das Gefühl, daß ich auf irgendeine Art und Weise seinen Anforderungen nicht genügte. Ich grübelte darüber nach, was ich falsch gemacht hatte! Auf die Idee, daß er vielleicht einfach nur ein Arschloch war, kam ich gar nicht.«

Genau das macht den bösen Buben für viele Frauen so unwiderstehlich. Er gaukelt uns vor, unsere Defizite auszugleichen, doch in Wirklichkeit bedient er sie. Unser Selbstwertgefühl liegt am Boden? Hossa, er rammt es in die Erde. Wir möchten uneingeschränkte Liebe? Juhuu, er läßt uns am ausgestreckten Arm verhungern. Und wir sind dankbar dafür. Denn manchmal ist da dieses Leuchten in seinen Augen, das alle Mühen wert ist und uns hoffen läßt. Dafür rackern wir uns gerne ab.

Die Callas arbeitete sich zwanzig Jahre an Onassis ab. Der begnadeten Sängerin lag die Welt zu Füßen. Jeden Mann hätte sie haben können. Nur den einen, den sie wollte, bekam sie nicht. Sie war sein Spielzeug, das er achtlos in die Ecke warf, wenn es ihn langweilte. Warum machte sie das mit? Was war in ihrer Kindheit passiert, daß ein kleiner, häßlicher Mann soviel Macht über sie gewinnen konnte? Warum reichte es ihr nicht, die Callas zu sein, warum träumte sie davon, Frau Onassis zu werden?

Und Onassis? Was hatte die Callas, das seine Frauenverachtung anstachelte? Klar, sie war die aufregendste Sängerin, die es je gegeben hat. Und er machte sie zu seiner Geliebten. Eine perfektere Herausforderung für einen bösen Buben kann man sich kaum vorstellen. Eine solche Frau kleinzukriegen, muß höchste Befriedigung verschaffen. Immerhin reichte diese Befriedigung für rund zwei Jahrzehnte. Danach war die Callas so fertig, daß sie für ihn keine Herausforderung mehr war. Und prompt wandte er sich Jackie Kennedy zu. Sie verkörperte die First Lady perfekt, selbst als sie nicht mehr Präsidenten-Witwe war. Sie war Vorbild von Millionen Frauen auf der Welt, sie hatte Klasse, sie hatte Stil, sie hatte Persönlichkeit, sie war reich und kam aus gutem Haus – damit erfüllte sie alle Voraussetzungen, die ein wahrhaft böser Bube als höchste Herausforderung schätzt. Er mußte geradezu zwangsläufig in ihrem Bett landen. Und Jackie? Warum ließ sie ihn in ihr Bett? Die Erklärung finden wir in ihrer Kindheit. Auch Jackies Sozialisierung ist nahezu klassisch und veranschaulicht deutlich die Karriere eines Böse-Buben-Opfers. Auch sie wird uns daher noch öfter in diesem Buch begegnen.

Jackie Bouvier Kennedy Onassis – die Leiden eines Mädchens

Als Jackie 1929 geboren wurde, war ihre Mutter Janet Lee Bouvier zweiundzwanzig Jahre alt. Ihre Großeltern waren ursprünglich irische Einwanderer gewesen, ihr Vater hatte es durch harte Arbeit zu Geld gebracht. Jedoch nicht zu Ansehen, worunter Tochter Janet Lee sehr litt. Sie mußte erfolgreich heiraten, um von der New Yorker Gesellschaft anerkannt zu werden. Sie ehelichte John Vernou Bouvier III., der angeblich einem französischen Adelsgeschlecht entstammte. Ob es stimmt, ist fraglich. Denn in Wirklichkeit gab es wohl nur einen armen Eisenwarenhändler aus Grenoble, der aus Not mit seiner Frau nach Amerika auswanderte. (Diese und alle weiteren Informationen stammen aus dem Buch *Jackie* von Katherine Pancol.)

Wie dem auch sei, die Familie Bouvier glaubte fest an die adlige Familienlegende und befleißigte sich in Ermangelung von Reichtum einer unsäglichen Arroganz, so daß Janet Lee tatsächlich an einen gesellschaftlichen Aufstieg glaubte, als sie John Vernou Bouvier III. heiratete. Immerhin hatten beide bekommen, was sie dringend suchten: er Geld und sie Achtung.

So gesehen hätten sie eine überaus glückliche Ehe führen können.

Doch John Vernou hatte es faustdick hinter den Ohren. Weder mit der Ehrlichkeit noch mit der Treue nahm er es so genau. Er hatte den Ruf, ein hemmungsloser Schürzenjäger zu sein. Er selbst renommierte damit, daß er vier bis fünf Frauen pro Nacht nicht nur flachlegen, sondern auch befriedigen könne. Selbst in den Flitterwochen flirtete er mit anderen Frauen und kaum zurück in Amerika, nahm er sein altes Junggesellenleben wieder auf, was Ehefrau Janet nicht verborgen blieb. Offiziell nahm sie seine Seitensprünge jedoch nicht zur Kenntnis. Sie wahrte den Schein, das war ihr wichtig. Gefühle? Bloß nicht! Ihr Lebensinhalt waren Regeln und gute Manieren, Etikette und Selbstbeherrschung. Darin erreichte sie unvorstellbare Perfektion.

Und diese beinharte Mutter brachte eine kleine Tochter zur Welt. Jacqueline sah ihrem Vater sehr ähnlich, und John Vernou, genannt Jack, bewunderte sein kleines Mädchen sehr, wenn er Zeit dafür fand. Meistens war er jedoch unterwegs, um seinen eigenen Interessen nachzugehen: Spielen, Schulden machen, Vögeln.

Jackie und ihre vier Jahre jüngere Schwester Caroline Lee wuchsen in einer luxuriösen Umgebung auf, die größtenteils der Großvater finanzierte. Dienstboten waren eine Selbstverständlichkeit, ebenso wie Kindermädchen, Reitunterricht und Berichte in der Zeitung über den zweiten Geburtstag von Jackie als Ereignis. Gesellschaftlicher Ehrgeiz und unbegrenzte finanzielle Mittel waren für ihre Mutter wichtiger als Zuwendung und Nähe. Gefühlsausbrüche waren ihr ein Greuel. Wenn Jackie, die schon als Einjährige in den Sattel gesetzt wurde, vom Pferd fiel und sich weh tat, stand sie ohne ein Wort oder eine Träne auf und stieg wieder aufs Pferd. Nie weinen, nie Gefühle zeigen, die Zähne zusammenbeißen – das verinnerlichte sie schon als kleines Mädchen.

Dazu kam die Angst, als ihre Eltern immer häufiger stritten und sich gegenseitig aufs wüsteste beschimpften. Ihr Vater hatte spekuliert und war in geschäftlichen Schwierigkeiten, seine Spielschulden nahmen ständig zu. Hatte Ehefrau Janet ihm seine Liebschaften nie vorgehalten, so wurde sie, als es um Geld ging, zur Furie. Betrügen durfte er sie, aber nicht ihren Lebensstandard einschränken.

Über Jackies Vater schreibt der Biograph Stephen Birmingham: »Solange alles gutgeht, solange das Geld anderer Leute in Strömen in seine Taschen fließt, wirkt er charmant, großzügig, humorvoll und aufmerksam. Aber sobald die Zeiten schwierig werden, sobald er gezwungen ist, zu sparen und sich einzuschränken, versteht er die Welt nicht mehr. Dann ist er verwirrt, deprimiert und läßt das an anderen aus. Wird gewalttätig. Er ist ein kleines Kind, das die Realität nicht wahrhaben will.«

Jackie liebte ihren Vater sehr. Aber sie war auch ein überaus intelligentes, waches Kind, das die schwachen Seiten des Vaters erkannte. Spätestens bei den lautstarken nächtlichen Auseinandersetzungen, bei denen Janet ihren Mann als Versager und Casanova beschimpfte. Aber diese Wirklichkeit wollte sie nicht wahrhaben. Sie idealisierte den Vater und flüchtete sich in eine Traumwelt, in der sie Königin oder Prinzessin war. Sie träumte von dem Märchenprinzen, der sie entführt und in ein großes Haus bringt. Dieses Haus richtete sie ein und suchte sich auf dem Schulweg Häuser aus, die in ihre Träume paßten. Später, als Erwachsene, richtete sie immer dann Häuser ein, wenn es ihr schlecht ging, und gab dabei Unsummen aus.

Als ihre Mutter nicht länger verdrängen konnte, daß ihre Ehe am Ende war und die Fassade langsam bröckelte, tröstete sie sich mit Alkohol und war nur noch unterwegs. Um ihre Töchter kümmerte sie sich kaum noch, dafür gab es ja Kindermädchen. Jackie fühlte sich von der Mutter allein gelassen und wurde aggressiv. Das Verhältnis zwischen Tochter und Mutter eskalierte. Jackie sah ihrem Vater immer noch sehr ähnlich und oft genug erntete sie aus diesem Grund eine Ohrfeige. Auch nach der Trennung der Eltern wurde es nicht besser.

Jack Bouvier zog in ein Hotel, Jackie und ihre Schwester sahen ihn nur noch an den Wochenenden. Diese Zeit mit ihm wurden für sie die wichtigsten Tage in ihrem Leben. Obwohl ihr Vater meistens knapp bei Kasse war, verwöhnte er seine Töchter, um sie zu beeindrucken. Er besuchte mit ihnen die Rennbahn und stellte ihnen alle Jockeys vor. Er ging mit ihnen in die Geschäfte in der Fifth Avenue und erlaubte ihnen, alles zu kaufen, was sie wollten. Er führte sie ins Kino aus, schaute mit ihnen einer Ruderregatta oder einem Baseballspiel zu. Als die Mädchen sich einen kleinen Hund wünschten, vereinbarte er mit einer Tierhandlung, daß sie sich sonntags einen Hund ausleihen konnten.

Immer wieder betonte der Vater, daß er seine Töchter niemals verlassen würde, daß er um sie kämpfen würde. Jackie glaubte ihm nur zu gern. Doch da war auch immer die Angst. Denn nie wußte sie, wann ihr Vater wieder gehen würde. Nie wußte sie, wann sie ihn wiedersehen würde. Die Angst, verlassen zu werden, war so groß, daß sie immer, wenn sie mit ihrem Vater zusammen war, darauf bestand, genau dieselben Dinge zu tun wie am letzten Wochenende. Nur das vermittelte ihr Sicherheit.

Nach vier Jahren ständiger Szenen, Versprechungen und Treuebrüche ließ sich Janet Bouvier scheiden, gegen den Willen des Gatten, der weder auf die Kinder noch auf das Geld seiner Frau verzichten wollte. Doch er war zu weit gegangen. Ein Foto in der Presse zeigte ihn neben seiner Frau und gleichzeitig zärtlich händchenhaltend mit einer anderen. Janet konnte nun nicht mehr die Augen verschließen und sich zum Gespött der Gesellschaft machen lassen.

Für Jackie war die Scheidung eine Katastrophe. Sie durfte ihren Vater nur noch jedes zweite Wochenende und einen Monat im Jahr sehen. Dabei hatte der Vater ihr versprochen, sie nicht zu verlassen. Sie hatte ihm vertraut, ihm geglaubt. Die Elfjährige zog sich völlig in sich selbst zurück, wurde stolz, dickköpfig und hochmütig. Sie wollte nie wieder verletzt werden. Trauer, Kummer, Verzweiflung – all das ließ sie sich nicht anmerken. Sie hatte Mutters Lektion gut gelernt. Das einzige, was sie zulassen konnte, war eine ungeheure Wut auf die ganze Welt und im besonderen auf die Mutter. Doch Janet wich jeder Auseinandersetzung aus, sie nahm die Gefühle ihrer Tochter einfach nicht zur Kenntnis. Statt dessen traktierte sie ihre Töchter jetzt mit streng reglementierten Erziehungsmaßnahmen und hielt ihnen vor, daß sie nun sparen müßten. Sie war unausgeglichen und wegen jeder Kleinigkeit schrie sie die Kinder an, trank, schluckte Tabletten.

Dagegen gerieten die Wochenenden mit dem Vater zu wahren Festen. Jack Bouvier setzte seinen ganzen Ehrgeiz daran, Jackie und Lee zu beeindrucken. Für sie warf er sein letztes Geld zum Fenster hinaus, wohl wissend, daß er seine Exfrau damit zur Weißglut brachte.

Er kaufte ihnen nicht nur teure Kleider, er brachte ihnen auch bei, wie sich seiner Meinung nach richtige Frauen zu verhalten haben. »Ihr müßt hochmütig und kalt sein«, schärfte er ihnen ein. »Unerreichbar. Schmückt euch mit einem geheimnisvollen, mysteriösen Lächeln. Ein Geheimnis verdreht den Männern den Kopf, wirft sie euch zu Füßen. Ich muß es schließlich wissen. Vertraut mir.«

Jackie war eine gelehrige Schülerin. Unnahbar sein, Gefühle nicht zeigen, das konnte sie perfekt.

Für ihre Mutter waren die Wochenenden der Töchter beim Vater ein Quell ständiger Wut, die sie hemmungslos besonders an Jackie ausließ. Sie verprügelte die Mädchen mit Kleiderbügeln oder Haarbürsten, verbot ihnen, den Namen des Vaters auszusprechen, und verfluchte den Einfluß, den ihr Mann auf die Kinder nahm. Während er seinen Töchtern ständig erzählte, daß sie etwas Besonderes seien, haßte sie jegliche Individualität. Pedantisch und autoritär versuchte sie, den Kindern ihre eigenen Regeln aufzuzwingen. Am liebsten wäre Jackie zu ihrem Vater gezogen. Doch jeder Versuch scheiterte im Ansatz, denn da war die Angst vor Zurückweisung. Hatte ihr Vater sie nicht schon einmal im Stich gelassen?

Wie berechtigt ihre Furcht war, zeigte sich während des gemeinsamen Sommerurlaubs. Jack Bouvier hatte für sich und seine Töchter ein Haus gemietet und seine Geliebte mitgebracht. Hemmungslos turtelte er mit ihr herum, seine Töchter waren mehr oder weniger abgemeldet. Jackie fühlte sich zutiefst verletzt. Zum erstenmal war sie froh, wieder zu ihrer Mutter zurückzukehren. Der Vater, den sie angebetet hatte, den sie stets gegen die Mutter verteidigt hatte und für den sie nach seinen Anweisungen geübt hatte, eine richtige Frau zu sein, ließ sie fallen. Er interessierte sich kein bißchen für sie.

Vielleicht ahnte sie, daß ein Mann wie ihr Vater, der sein Leben lang mit den Gefühlen von Frauen spielte, auch nur mit ihren Gefühlen spielte und sie als Waffe im Kampf mit seiner Frau benutzte. Für ihren Vater war sie ein Spielzeug, das man nach Belieben hervorholt und wieder wegpackt. Die Mutter machte sich nicht die Mühe, ihre Tochter so zu sehen, wie sie war, sie liebte allenfalls die Vorstellung, die sie sich von einer braven Tochter machte. Jackies Lektion hieß: Keiner mag mich so, wie ich wirklich bin. Verzweifelt versuchte sie, die unterschiedlichen Erwartungen ihrer Eltern zu erfüllen. Schon das machte sie später zur willkommenen Beute für einen bösen Buben.

Janet hatte gerade wieder geheiratet. Ihr Mann hatte Geld und spielte in der Washingtoner Gesellschaft eine wichtige Rolle. Die Familie zog dorthin. Janet beschäftigte sich fortan damit, die Anwesen ihres Mannes neu einzurichten und alles perfekt zu gestalten. Jackie sah den Unterschied zwischen ihrem Vater und ihrem Stiefvater und mußte sich eingestehen, daß Jack Bouvier schlechter abschnitt. Der ideale Vater hatte Risse bekommen.

Mit fünfzehn wurde Jackie ins Internat geschickt. Die Mitschülerinnen mochten sie nicht besonders. Ihre herablassende, kühle Art verschaffte ihr keine Freundinnen. Dann wieder spielte sie den Clown, war aufsässig und unangepaßt, provozierte, indem sie die Schulregeln brach. Sie war intelligent, interessierte sich für Kunst und zeichnete sich durch ungeheuren Wissensdurst aus. Doch auch hier zeigte sie nie Gefühle. Ihre Distanz schüchterte alle ein, manchmal sogar die Lehrer.

Auch ihre Eltern bekamen nun die Quittung. Sie schränkte die Kontakte ein und schob Arbeit vor, um sie nicht zu besuchen. Selbst ihrem Vater entzog sie sich – sie wollte nicht mehr, daß er solche Macht über sie hatte, daß sie sich nach ihm sehnte. Trotzdem liebte sie ihn nach wie vor, auch wenn sie es sich nicht anmerken ließ. Nach seinen Besuchen im Internat war sie jedesmal völlig außer sich. In seiner Gegenwart war sie die waghalsige, besondere Person, die ihr Vater sich wünschte. Doch wenn er ging, war sie das wohlerzogene, brave, angepaßte Mädchen, das ihre Mutter aus ihr machen wollte. Immer wenn Jackie mit ihrem Benehmen die Lehrer schockierte, fand es nach einem Besuch ihres Vaters statt.

Mit achtzehn schloß Jackie die Schule ab und beschloß, niemals Hausfrau zu werden. Mit Männern hatte sie nichts am Hut. Nicht, weil sie Männer nicht mochte. Aber von einem Mann gefühlsmäßig abhängig zu sein machte ihr angst. Sie konzentrierte sich auf ihr Studium in Vassar, einer der angesehensten Universitäten, zu der ausschließlich Mädchen zugelassen werden. Wozu brauchte sie einen Mann, wenn sie Karriere machen konnte? Die Möglichkeit dazu bot sich, als die Zeitschrift *Vogue* einen Wettbewerb veranstaltete. Der erste Preis war eine Ausbildung zur Journalistin mit einjährigem Praktikum in Paris und New York. Mit dem ihr eigenen Ehrgeiz beteiligte sich Jackie und gewann. Die Welt stand ihr offen. Doch Jackie schlug die

Chance aus. Plötzlich beugte sie sich ihrer Mutter, die ihr einredete, daß man erstens ein Stipendium nicht annimmt, weil es nur etwas für arme Leute ist, und zweitens, daß sie dieses Praktikum doch lieber einem Schüler überlassen sollte, der es mehr verdient hätte. Als Jackie die Wahl hatte, ein eigenständiges, unabhängiges Leben zu führen, kniff sie. Statt dessen paßte sie sich endgültig den Erwartungen ihrer Mutter an. Der weibliche Masochismus hatte sie eingeholt.

Was ihn so unwiderstehlich macht – Die Rolle der Gene

Männer denken doch immer nur
an sich und an ihren Pillermann.
Elisabeth, 47 Jahre, Psychologin

Man braucht nur das Affengesicht
zu studieren, um zu wissen, weß
Geistes Kind man vor sich hat
Alfred Brehm, Brehms Thierleben, 1864

Die Natur denkt immer nur an das eine

Die Wissenschaftler streiten sich seit Jahrzehnten über die Ursachen menschlicher Entwicklung. Woher kommt die Persönlichkeit? Was bestimmt unser Verhalten? Unsere Erziehung oder die Gene? Umwelt oder Vererbung? Noch vor kurzem galt: Umwelt ist alles, Erbgut nichts. Doch die Genforschung verblüfft mit immer neuen Erkenntnissen.

Inzwischen wissen wir, daß ein klitzekleines Stückchen Erbmasse, nämlich das Gen SRY, dafür verantwortlich ist, daß es überhaupt Männer gibt. Die ersten fünfunddreißig Tage nach der Zeugung sind alle Embryos weiblich und verfügen über die Anlage für Gebärmutter und Vagina. Erst dann wird das Macho-Gen, das in aller Ruhe auf dem Y-Chromosom (Sie erinnern sich: das Y-Chromosom steuert die Entwicklung der männlichen Geschlechtsmerkmale) schlummert, aktiv und leitet durch das Auslösen der Testosteron-Produktion die Entwicklung zum Mann ein. Dieses körpereigene Hormon macht den Embryo dann zu dem männlichen Produkt, das wir später mögen oder auch nicht. SRY sorgt dafür, daß die Zellen für die weiblichen Geschlechtsorgane rechtzeitig absterben und statt dessen anständige Hoden gebildet werden.

Je mehr Testosteron, desto männlicher der Mann. Ob böser oder braver Bube, Lüstling oder Sexmuffel, Schwein oder Schatz – in absehbarer Zukunft wird die Forschung uns sagen können, welche Gene dafür verantwortlich sind.

Steckt unser böser Bube also in einer genetischen Zwangsjacke? Können wir den ganzen Psychoquatsch vergessen? Kann er sich bequem zurücklehnen, weil er nichts dafür kann, daß er so ist, wie er ist? Falsch. Beides spielt zusammen. Die Gene sind die Grundlage, auf die die Umwelt nicht zu knapp einwirkt. Obendrüber liegt als dünner Zuckerguß unsere Kultur. Behalten wir also im Kopf, daß wir für unser Verhalten leider nicht nur den Eltern und der Gesellschaft die Schuld geben können, sondern daß auch die Gene dazu beitragen, uns möglicherweise alles zu vermasseln.

Bis die Gentechnologie uns genau sagen kann, wie wir programmiert sind, verrät der Blick auf unsere nahen Verwandten, was uns die Gene seit Urzeiten befehlen.

Als Charles Darwin am 24. November 1859 seine *Entstehung der Arten* veröffentlichte, entfesselte er einen Skandal mit seiner Behauptung, daß der Mensch vom Affen abstammt. Heute bezweifelt wohl niemand mehr ernsthaft, daß der Mensch seine Existenz nicht Adam und seiner Rippe verdankt, sondern der Evolution. Das heißt, eine lange Kette von Vorfahren hat uns zu dem gemacht, was wir sind. Viele, viele kleine Affen haben das getan, wozu sie von der Natur programmiert waren: Sie haben versucht, ihren Fortpflanzungserfolg zu maximieren, indem sie ums Überleben kämpften und zwischendurch tüchtig vögelten, um gesunden Nachwuchs zu produzieren, dem sie ihre Gene weitergaben. Heraus kam dabei der Mensch, der, genaugenommen, eine Art Flickwerk der Evolution ist. Von allem nur das Beste.

Diesen Vorgang nennen Wissenschaftler natürliche Selektion, Darwin nannte es den Kampf ums Dasein. Seine Theorie war, daß nur der Stärkste überlebt, wobei angesichts einer erbarmungslosen Natur vermutlich gemeint war, daß nur derjenige Chancen hatte, der in der Lage war, sich am besten anzupassen.

Bei der Selektion geht es nicht um die Erhaltung einer Art, sondern ausschließlich um das Überleben und die Fortpflanzung des Individuums. Schärfste Konkurrenten dabei sind, laut Darwin, die eigenen Artgenossen.

Daran hat sich bis heute offenbar nicht viel geändert. Auch wir kämpfen, jeder gegen jeden, ums Überleben und versuchen, unseren Fortpflanzungserfolg zu maximieren, auch wenn das dank moderner Verhütungstechnologie nicht auf Anhieb einleuchten mag.

Die Spuren unserer genetischen Vergangenheit lassen sich nicht leugnen. Sie sind da, ob wir wollen oder nicht. Das heißt nicht, daß wir unseren Genen hilflos ausgeliefert sind. Aber doch mehr, als wir mit unserem emanzipationsgestählten Selbstverständnis glauben möchten. Männer mögen damit weniger Probleme haben, da sie ja, wie wir wissen, ohnehin immer nur an das eine denken. Sollen wir also etwas beklagen, was dank Evolution und Selektion seit Jahrtausenden im männlichen Sozial- und Liebesleben fest verankert ist? Sind wir größenwahnsinnig? Oder wollen wir uns damit nur von unserem eigenen äffischen Erbe distanzieren, weil es uns möglicherweise peinlich ist? Es könnte immerhin sein, daß wir – Emanzipation hin, Unabhängigkeit her – auch immer nur an das eine denken. An den Mann nämlich, der unsere Fortpflanzungschancen maximiert. Superman höchstpersönlich oder, um in der Biologie zu bleiben, das Alpha-Männchen. Mark mit dem Porsche.

Natürlich wäre es überaus kühn zu behaupten, daß am Ende der Evolutionskette Mark mit dem Porsche steht. Doch wenn wir uns etwas genauer mit unserem genetischen Erbe befassen, wird deutlich, daß Mark mit dem Porsche nicht irgendein blöder Affe ist, der Potenzprobleme hat, sondern sozusagen unser Triebschicksal. Das ist auch nicht schön, aber immerhin haben auch wir eine Entschuldigung: die Gene.

Vom Diktat der Gene

Der Anthropologe und Verhaltensforscher Andreas Paul beschreibt in seinem Buch *Von Affen und Menschen* sehr anschaulich die Verhaltensstrategien von Primaten, mit denen sie die genetischen »Befehle« umsetzen und so ihr Überleben sichern. Da auch der Mensch zu dieser Säugetierordnung zählt, mehr noch, die Primaten zoologisch gesehen unsere nächsten Verwandten im Tierreich sind, läßt das Verhalten von Affen ungeahnte Rückschlüsse auf unser eigenes Verhalten zu. Wer immer noch glaubt, daß der Mensch dank seiner Intelligenz und seiner Kultur die Krone der Schöpfung ist, sollte sich vor Augen halten, daß die Erbsubstanz von Schimpansen zu über 98 Prozent mit der des Homo sapiens übereinstimmt. Damit ist der Schimpanse mit dem Menschen näher verwandt als zum Beispiel mit dem Gorilla.

Wenn wir verstehen wollen, warum wir uns in bestimmten Situationen immer wieder gleich verhalten oder warum wir bestimmte Männertypen unwiderstehlich finden, müssen wir akzeptieren, daß dies nicht unbedingt unserer freien Willensentscheidung unterliegt, sondern eher dem Diktat der Gene. Was sind dreißig oder auch vierzig Jahre Emanzipation gegen ein Jahrtausende altes evolutionäres Erbe? Machen wir uns nichts vor, Mädels: Wir können uns zwar selbst ernähren, aber wenn es um die Maximierung unserer Fortpflanzungschancen geht, halten wir Ausschau nach dem Alpha-Männchen, ob wir wollen oder nicht. Nur der Vollständigkeit halber: Es spielt keine Rolle, ob wir tatsächlich Kinder kriegen werden. Was wir wollen, ist der Mann, der uns die sicherste aller Zukünften bietet. Der nämlich garantiert unseren Fortpflanzungserfolg. Wir können unserem Triebschicksal nicht entgehen.

Sehen wir also den Tatsachen ins Auge: Selbst die Partnerwahl schreiben uns die Gene vor, viel stärker jedenfalls, als bisher immer angenommen wurde.

Rufen wir uns noch einmal ins Gedächtnis:

1. Primäre Bestimmung aller Lebewesen ist die Fortpflanzung zwecks Weitergabe bzw. Vermehrung der Gene. Das heißt, egal ob Küchenschabe oder Mensch – es geht immer um Sex.
2. Fortpflanzen im Sinne der Evolution kann sich nur derjenige, der über gute Gene verfügt. Das heißt, er muß fit sein im Überlebenskampf.

Für das Überleben gibt es wiederum zwei entscheidende Kriterien:

1. Gesundes Essen in ausreichender Menge. Junkfood macht Pickel oder räudiges Fell und impotent. Wer minderwertige oder gar keine Nahrung hat bzw. den ganzen Tag mit der Jagd nach solcher verbringt, wird sein Fortpflanzungssoll schwerlich erfüllen können.
2. Schutz vor Feinden. Auch hier ist die eigene Stärke bzw. die Stärke eines Partners von größter Bedeutung.

Nahrung und Schutz sind also die Garanten für den Fortpflanzungserfolg beider Geschlechter. Wer über beides verfügt, hat die besten Aussichten, gute Gene weiterzugeben.

Die Konkurrenz schläft nicht

Was aber nützen einem Männchen fette Beute und Potenz, wenn alle Weibchen schon vergeben sind? Schließlich kann er nicht beides wie Sauerbier anbieten, nur um sich womöglich von Rivalen dumm anmachen zu lassen. Also muß er die Werbetrommel rühren und sein Objekt der Begierde davon überzeugen, daß er fit und gesund ist. Selbstdarstellung ist gefragt. In der Tierwelt ist das klar geregelt: Je bunter das Männchen, desto attraktiver ist es als Sexualpartner.

Das mächtige rote Hinterteil eines Pavianmännchens ist ein deutliches Signal. Läßt der Menschenmann seine Hose runter, wird er allenfalls wegen Erregung öffentlichen Ärgernisses belangt. Er muß sich notgedrungen auf die Wirkung seiner engen Jeans verlassen. Der dumpfe Brunftschrei eines Hirschen mag die interessierte Kuh wohl überzeugen. Aber ein im Kreise laufender, brüllender Mann hat keine Chance, es sei denn, er verfügt statt dessen über ein Auto mit röhrendem Auspuff. Der Rauchschwalberich mit der längsten Schwanzfeder erobert die Henne im Sturzflug.

Und der menschliche Primat? Er muß sein buntes Gefieder sozusagen symbolisch spreizen, damit wir überhaupt hingucken.

Seien wir ehrlich: Den Kleinwagenfahrer, der uns anhupt, ignorieren wir nicht nur, nein, wir gehen hocherhobenen Hauptes an ihm vorbei, schließlich, was glaubt der denn, wer wir sind. Aber was ist, wenn der Porsche neben uns langsamer fährt? Natürlich sehen wir uns den Fahrer an. Und wenn wir uns auch zehnmal heimlich »Angeber« zuzischen – schön wäre es doch, neben ihm zu sitzen. Egal, wie er aussieht. Wenn er sich diesen Wagen leisten kann, muß er etwas zu bieten haben, raunt unser Unterbewußtsein und zaubert ein interessiertes Lächeln auf unser Gesicht. Das Affenweibchen in uns kommt durch, wir wollen die längste Schwanzfeder, den rötesten Arsch, das größte Geweih.

Und nicht nur das. Wir haben eine Vorliebe für ranghohe, dominante Männchen mit ausgeprägtem Sozialstatus. Das hat jedenfalls das Max-Planck-Institut für Verhaltensphysiologie bei zahlreichen Versuchsreihen herausgefunden. Auch das ist Teil unseres genetischen Erbes. Der Schwächling mit dem Fell voll Ungeziefer reizt uns nicht, mag er auch noch so anhänglich sein. Unsere Antennen fahren aus, wenn der Mann größer ist als wir (dann fühlen wir uns geborgen), symmetrisch gebaut ist, das heißt, einen festen Hintern, schmale Hüften und breite Schultern hat (damit kann er besser laufen und ausdauernder Nahrung heranschaffen), und wenn er anderen Männern gegenüber Autorität hat, das heißt, wenn er seine soziale Überlegenheit durch nonverbale Körpersprache beweist und andere einschüchtert. Mit anderen Worten: Macht macht sexy.

Wundert es da noch, daß Gerhard Schröder seinerzeit am Tor rüttelte und nach Macht schrie? Oder daß die Manager großer Autokonzerne gegenseitig an ihren Sesseln sägen? Oder Politiker auf Teufel komm raus intrigieren, um an die Macht zu kommen oder zu bleiben?

So gesehen, sind auch die Männer im Konkurrenzkampf an ihr genetisches Erbe gefesselt. Wenn Macht für sie eine größere Verfügbarkeit über Frauen bedeutet – Bill Clinton und John F. Kennedy sind der beste Beweis dafür –, dann steckt hinter jeder Gemeinheit (die die Konkurrenz ausschaltet), hinter jedem Krieg (deutlicher kann man Macht nicht ausdrücken) auch der Wunsch nach Fortpflanzungsmaximierung. Wenn wir diesen Gedanken weiterspinnen, drängt sich eine schreckliche Vorstellung auf: Wird die Welt womöglich von einer Horde genegoistischer Primaten regiert, die nur an das eine denkt – wohin mit den Spermien?

Der Kampf der Spermien

Welche Rolle das Streuen der Spermien spielt, hat der englische Biologe und Sex-Forscher Robin Baker untersucht. Er geht davon aus, daß das menschliche Sexualverhalten auf einen »Krieg der Spermien« im Körper der Frau hinausläuft. Ursache ist, seiner Meinung nach, das von Natur aus promiske Verhalten der Frauen. Ihre Suche nach möglichen Sexualpartnern nennt er einen »genetischen Einkaufsbummel« – jeder Seitensprung einer verheirateten Frau ist ein solcher und geeignet, Sperma-Ressourcen verschiedener Männer zu gewinnen. Er fand heraus, daß Frauen, die mit mehreren Männern schlafen, dies fast immer innerhalb von zwei bis drei Tagen tun – so lange, wie männliche Samenzellen leben und somit auch konkurrieren können.

Bestätigt wird das in der Evolutionsforschung. Der Wettbewerb der Männchen findet nicht nur untereinander statt, sondern entscheidend ist der Sieg über befruchtungsfähige Eizellen. Das heißt, Sieger ist, wer sich am häufigsten zur richtigen Zeit paart und große Mengen von vitalen Spermien an Ort und Stelle hinterläßt. Das wiederum erfordert entsprechend ausgerüstete Organe. Hoden und Penis müssen der Spermienkonkurrenz standhalten.

Interessanterweise hängt die diesbezügliche Ausstattung der Männchen vom Sexualverhalten der Weibchen ab. Besonders große Hoden (im Verhältnis zur Körpergröße) haben Männchen, die in promisken Systemen leben, eher kleine haben Männchen in monogamen Systemen. Das Gorillamännchen zum Beispiel ist Alleinherrscher in seinem Harem, er kontrolliert allein den Zugang zu den Eizellen. Deswegen mißt seine Männlichkeit gerade mal drei Zentimeter – in erigiertem Zustand wohlgemerkt. Seine Hoden wiegen etwa 30 Gramm – bei einem Körpergewicht von bis zu 170 Kilo ist das geradezu lachhaft. Aber er braucht nicht mehr.

Schimpansen dagegen haben kein Monopol über verfügbare Weibchen und Eizellen. Sie müssen daher so ausgestattet sein, daß sie Riesenmengen Sperma produzieren und Eizellen damit überschwemmen können. Ihr Penis ist ausgefahren bis zu 18 Zentimeter lang, und die Hoden wiegen rund 120 Gramm. Damit kommen sie überallhin.

Der Menschenmann verfügt über einen relativ großen Penis, aber gleichzeitig über verhältnismäßig kleine Hoden. Letzteres ließe darauf schließen, daß Frauen kein promiskes Erbe haben, also eher monogam lebten. Dagegen spricht wiederum, daß Männer größer und schwerer sind als Frauen – ein Zeichen für nichtmonogame Lebensweise – und die Tatsache, daß Männer selten eine Gelegenheit zum Herummachen auslassen. Wissenschaftler halten das für ein Indiz dafür, daß die Monogamie bei Menschen nicht einem genetischen Befehl entspringt, sondern anerzogenen Zwängen.

Die Sache mit der Treue

Die Natur ist kompromißlos. Was nicht in ihr Programm paßt, fliegt raus. Und ihr Programm heißt: die genetische Vielfalt erhöhen, um damit die Generationenfolge und letztlich die Erhaltung der Art zu sichern. Evolutionsforscher glauben, daß Sex das Mittel zum Zweck ist. Jeder Sexualakt ermöglicht eine neue Kombination von Erbanlagen, so daß sich die Wahrscheinlichkeit erhöht, sich an veränderte Lebensbedingungen anpassen zu können.

Also sollte es das höchste Streben jedes Lebewesens sein, soviel Sex mit unterschiedlichen Partnern wie möglich zu haben. In der Tierwelt sorgen die Instinkte dafür und die Paarungszeiten. Der Mensch kann zwar im Prinzip immer, will aber vielleicht nicht immer. Vermutlich hat die Natur deshalb den Orgasmus eingerichtet, damit die Lust den Menschen bei der Stange hält.

Unter dem Aspekt der Genvielfalt macht Treue natürlich wenig Sinn. Dennoch ist sie nicht eine neumodische Erfindung der Menschen, um in erster Linie Frauen ein schlechtes Gewissen zu machen. Der amerikanische Soziobiologe Edward O. Wilson sagt: »Treue in der Tierwelt entsteht dann, wenn es für beide Partner vorteilhafter ist, ihre Jungen gemeinsam aufzuziehen anstatt sich neue Partner zu suchen.«

Auch bei den Primaten ist das mit der Treue so eine Sache. Wenn sich ein Weibchen mit einem Männchen zusammentut, dann eigentlich nur aus zwei Gründen: Er versorgt sie mit Nahrung und schützt gegebenenfalls ihre Kinder. Wenn sich ein Männchen mit einem Weibchen zusammentut, dann allenfalls, um stets am Zuge zu sein, wenn das Weibchen paarungsbereit ist, und um sicher zu sein, daß der Nachwuchs, den er aufzieht, auch wirklich seiner ist.

Andreas Paul geht noch einen Schritt weiter. Für ihn deuten die neuesten Forschungsergebnisse möglicherweise darauf hin, daß der wesentliche Grund für das Zusammenleben von Primaten der Schutz vor Infantizid ist, das heißt vor Kindstötung. Da das Fortpflanzungsziel von Weibchen die Aufzucht gesunder Kinder ist, die ihrerseits ihre Gene weitergeben, muß es sicherstellen, daß möglichst viele Kinder überleben. Der Fortpflanzungserfolg von Männchen dagegen ist es, möglichst viele Kinder zu zeugen. Aber es liegt selbstverständlich nicht in seinem genetischen Interesse, wertvolle Kraft in die Aufzucht von Kuckuckseiern zu stecken. Deshalb ist das Töten von Kindern in der Tierwelt nicht selten. »Die Kindstötungen werden meistens von Männchen begangen, die sich (noch) nicht mit der Mutter gepaart haben.« Sie wollen es aber, und deshalb stört sie der bereits vorhandene Nachwuchs. »Der beste Schutz für eine Mutter und ihr Kind ist daher eine langfristige Allianz mit dem Vater des Kindes«, lautet die Hypothese des Verhaltensbiologen.

Kein Wunder, daß die Treue der Frau in der menschlichen Gesellschaft durch Moral und Religion festgeschrieben werden mußte. Schließlich weiß nur sie ganz allein, wer der Vater ihrer

Kinder ist. Der Mann wird diese Sicherheit nie haben, und seine Angst, daß ihm das Kind eines anderen untergeschoben wurde, ist durchaus berechtigt. Das bestätigte übrigens versehentlich eine Frau. Die dänische Professorin Margareta Mikkelsen wollte eigentlich nur den Erbkrankheiten auf die Spur kommen, als sie sich mit genetischen Fingerabdrücken (DNS) beschäftigte. Dabei fand sie heraus, daß fünf bis acht Prozent aller Väter, in Amerika sogar zehn Prozent, nicht die biologischen Erzeuger sind!

Unter diesen Umständen leuchtet es natürlich auch ein, daß der Ehebruch von Frauen durch die Jahrhunderte hindurch streng bestraft, der von Männern dagegen toleriert wurde. Noch heute glaubt die Mehrzahl der Männer, daß der Seitensprung einer Frau schlimmer ist als der eines Mannes.

Dabei hat die Evolution Treue eigentlich nicht vorgesehen, denn sie paßt nicht in das Konzept von der Vielfalt der Gene. Die meisten Kulturen, die von Völkerkundlern untersucht wurden, sind denn auch polygam, das heißt, Einehe und Treue existieren für sie nicht.

Bis vor einigen Jahrzehnten gab es in Brasilien noch Kulturen, in denen die Frauen sich so viele Liebhaber nehmen konnten, wie sie wollten. Trotz Ehemann. Außerehelicher Sex war für sie nicht verboten, sondern geradezu erwünscht. Ethnologen fanden heraus, daß zum Beispiel die Canela, früher kriegerische Jäger und Sammler, glauben, daß es des Samens mehrerer Männer bedarf, um ein lebensfähiges Kind zustande zu bringen. Deswegen haben die Frauen neben dem Ehemann ein bis vier Liebhaber, die im Fall des Falles alle als biologische Väter gelten. Da der Liebhaber als Versorger nicht wichtig ist, kann sich die Canela-Frau den hübschesten Burschen nehmen, der einfach nur gut im Bett ist. Als besonders sexy gelten Männer, die gut tanzen und singen können. Das kann jedes Groupie bestätigen. Und Tausende von Teenagern, die beim Anblick von Boygroups in Ekstase geraten. Und warum mußten Elvis Presleys erotische Stimme und sein legendärer Beckenschwung von der – vorwiegend – männlich besetzten Öffentlichkeit verteufelt werden? Genau, er machte den Frauen Appetit und weckte womöglich ihre promisken Instinkte.

Offenbar wird in jenen Kulturen größter Wert auf Treue und Monogamie gelegt, in denen Frauen die Chance auf Bildung, Wissen und finanzielle Unabhängigkeit haben. (R)evolutionär gedacht: Je weniger das Weibchen auf das Männchen zwecks Nahrungsbeschaffung angewiesen ist, desto freier ist es in der Partnerwahl und desto strenger muß es in einer männerdominanten Gesellschaft in Schach gehalten werden. Dabei hat sich die Kirche, speziell die katholische, als Moralinstanz in halsbrecherischer Art und Weise an der Evolution vorbeigeschlichen. Sie definiert auch heute noch den Ehebruch als weibliches »Vergehen«: Der Ehebruch wird an der Frau und nur von ihr aus festgestellt. Der Mann kann höchstens in eine fremde Ehe einbrechen, die Frau bricht die eigene Ehe.

Damit sind die Fronten klar. Und was sagt die Evolution zu den Seitensprüngen der Männer? Es ist wohl nicht ganz von der Hand zu weisen, daß die diesbezügliche Toleranz durchaus biologische Ursprünge hat. Als eingefleischter Jäger und Sammler hat er die Lizenz zum Samenstreuen. Es ist fatal, aber es scheint so, als ob die Natur sich tatsächlich auf die Seite der Männer geschlagen hat.

Da das schwer zu glauben ist – was hätte sie schließlich davon –, müssen wir unser Primatenerbe noch etwas näher beleuchten. Der Zwang zum Fortpflanzungserfolg setzt das Männchen unter Druck. Um erfolgreich zu sein, muß es jede Chance nutzen. Sein primäres Ziel kann es daher nur sein, möglichst oft als erster zum Zuge zu kommen. Das ist natürlich am leichtesten, wenn viele Weibchen zur Verfügung stehen. Am besten wäre natürlich eine Gruppe von Weibchen, die das Männchen als Ranghöchster monopolisieren könnte.

Das allerdings ist mit hohem persönlichen Einsatz verbunden, denn die Rivalen schlafen nicht. Jeder junge dahergelaufene Schnösel kratzt an seiner Position, sägt an seinem Sessel, giert nach seinen Privilegien. Er muß kämpfen, tricksen und stets wachsam sein. Kein normaler Affe hält das lange durch, maximal ein paar Jahre, dann ist Schluß. Seine Fortpflanzungsmaximierung kann er danach in den Schornstein schreiben.

Eine weitere Schwierigkeit ist die Verfügbarkeit der Weibchen. Schließlich geben sie nur zu erkennen, wann sie paarungsbereit sind und wann nicht. Für das Männchen heißt es also, Schlange stehen und das Beste hoffen. Wenn er bei möglichst vielen Weibchen der erste in der Schlange ist, hat er seine Chancen maximiert. Wenn er sich gegen die Konkurrenz nicht durchsetzen kann, nützt es ihm auch nichts, allzeit bereit zu sein.

Das dritte Problem für das samenstreuende Männchen ist die Nahrung. Sie ist das A und O der Fortpflanzung, der Dreh- und Angelpunkt der Evolution. Verfügt ein Männchen über hochwertige Nahrung in ausreichender Menge, ist er der König. Er entscheidet, ob und mit wem er sie teilt. Die Nahrung entscheidet über seinen Fortpflanzungserfolg, denn sie ist der Schlüssel zum Weibchen.

Was aber, wenn das Weibchen selbst genug Nahrung findet? Wozu braucht sie da ein einziges Männchen, das sie versorgt? Wozu sich mit einer Banane oder einem Stück Zuckerrohr kaufen lassen, wenn man sich selbst eine ganze Staude suchen kann? Schwanger werden kann sie schließlich von jedem, der ihr gefällt. Je größer die Zahl der Männchen ist, mit der sie es treibt, desto höher ist die Wahrscheinlichkeit einer Empfängnis. Es liegt also im Interesse des Männchens, dem Weibchen allerlei zu bieten, was ihn für sie besonders attraktiv macht.

Es gilt allerdings noch einen weiteren Aspekt zu berücksichtigen. Erinnern wir uns: Das Fortpflanzungsziel des Weibchens ist es, gesunden Nachwuchs zu produzieren und aufzuziehen. Beides kostet viel Energie und ist nur zu schaffen, wenn sie selbst und die Kinder genügend zu essen haben. Das heißt, ihr Fortpflanzungserfolg hängt vom Zugang zu Nahrung ab, während der des Männchens vom Zugang zu Geschlechtspartnerinnen abhängt, mit welchen Mitteln auch immer er es zuwege bringt. Da auch die Affen nicht im Schlaraffenland leben, ist die alleinerziehende Mutter nahrungstechnisch mehr oder weniger auf Hilfe angewiesen. Schließlich hat sie anderes zu tun, als den ganzen Tag hinter Beute herzujagen. Das Männchen hingegen kann gegen Nahrung Sex haben. Es zahlt sich also für das Männchen aus, wenn es auf dieser Basis eine Beziehung zum Weibchen aufbaut. Eine Einladung zum Essen ist daher ein deutliches Signal für die Absicht des Männchens.

Natürlich macht es sich diese Mühe nicht umsonst. »Schimpansen«, so erfahren wir bei Andreas Paul, »sind am ehesten geneigt, auf die Jagd zu gehen, wenn sich ein paarungsbereites Weibchen in der Gruppe befindet.« Dieses Weibchen bekommt dann überdurchschnittlich viel von der Beute ab und revanchiert sich entsprechend, denn die Schimpansin bevorzugt, wen wundert's, großzügige Sexualpartner. Mit anderen Worten: Wer sich als erfolgreicher Jäger präsentiert, tut es nicht aus Fürsorge, sondern um Eindruck zu schinden und die Konkurrenz blaß aussehen zu lassen.

Reines Balzgehabe also, aber erfolgreich. Oder etwa nicht? Wenn uns ein Mann zum Essen einlädt, wissen wir doch auch, warum. Hat er Angst, daß wir sonst verhungern? Wohl kaum. Das Drei-Gänge-Menü, Kerzenlicht und Wein sollen uns beeindrucken und paarungsbereit machen. Er übernimmt die Rechnung, und wir wissen, daß wir nur noch eine einzige Frage beantworten müssen: Gehen wir zu dir oder zu mir? Wenn wir ihn klasse finden, nehmen wir ihn mit nach Hause, denn das Bett haben wir schon vorher für alle Fälle frisch bezogen und die herumliegenden Klamotten weggeräumt. Stellt er sich zwischenzeitlich jedoch als Flop heraus, haben wir ein todsicheres Mittel, ihn abzutörnen: Wir übernehmen die Rechnung oder bestehen darauf, wenigstens die Hälfte zu bezahlen. Außer mittellosen Studenten erträgt das kein Mann, der uns gerade abschleppen will. Sein genetisches Gehirn sagt ihm, daß sich weitere Investition nicht lohnt. Er wird seine »Nahrung« in Zukunft vermutlich woanders anbieten.

»Weibchen orientieren ihr Verhalten an ökologischen Gegebenheiten – vor allem an der Menge und Verteilung der vorhandenen Nahrung. Männchen dagegen müssen sich nach den Weibchen richten«, bringt es der Verhaltensbiologe Andreas

Paul auf den Punkt. Und er stellt die wesentliche Frage: »Könnte es also sein, daß Männchen langfristige Beziehungen zu Weibchen aufbauen müssen, um sich Fortpflanzungschancen zu sichern?«

Und was bedeutet das für uns? Sind es in Wirklichkeit die Männer, die uns in feste Beziehungen treiben wollen? Ist es ihnen sozusagen genetisch in die Wiege gelegt worden, wenigstens eine von uns fest an sich zu binden, damit sie seine Kinder zur Welt bringt (womit er erst einmal auf Nummer Sicher geht) und sich mit ihrer Aufzucht beschäftigt, während er genegoistisch nach weiteren Fortpflanzungschancen sucht?

War John F. Kennedy lediglich ein Opfer der Evolution, als er seine Frau immer wieder betrog? Und Jackie? Warum entschied sie sich für den kleinen, häßlichen, alten Onassis? Ganz einfach: Er verfügte über die längste Schwanzfeder, das heißt, er hatte Milliarden gescheffelt. Als er diese Beute mit ihr teilte, tat sie lediglich das, was fast alle Primatenweibchen tun: Sie erteilte ihm – in diesem Fall per Trauschein – die offizielle Erlaubnis zum Sex. Ob wir uns das nun vorstellen können oder wollen oder nicht. Dafür durfte sie seine Kohle verschleudern. Ein Deal, der in nichtmenschlichen Primatenkreisen keineswegs verwerflich ist.

Warum gerade er?

Wir wissen nun, daß Männchen wie Weibchen gute Gründe für eine Partnerschaft haben.

Wir wissen auch, daß Weibchen entscheiden, wann und mit wem sie das Lager teilen.

Wir wissen ebenso, daß Weibchen nur eine begrenzte Zeit zur Reproduktion ihrer Gene zur Verfügung steht – nur etwa ein Drittel ihrer Lebenszeit.

Um ihr Fortpflanzungssoll zu erreichen, muß sich die Primatin also ranhalten. Obwohl von Haus aus promisk, kann sie es sich eigentlich nicht leisten, mit jedem dahergelaufenen Affen ins Bett zu gehen. Ihr genetischer Befehl lautet schließlich, gesunden Nachwuchs mit vielversprechenden Genen zu erzeugen. Also muß sie sich ihre Partner sorgfältig auswählen, denn jedes Kind, das sie zur Welt bringt, ist eine Investition in die Zukunft. Es sichert die Verbreitung ihrer Gene. Läßt sie sich mit einer Niete ein, kann der Erfolg gefährdet sein. Ein schwaches, kränkelndes Kind, das möglicherweise nicht lange überlebt und daher seine Gene nicht weitergeben kann, ist evolutionstheoretisch kein Erfolg. Die Mutter hat umsonst kostbare Zeit, Kraft und Energie investiert.

Die Männchen investieren dagegen weiter nichts als ein paar Millionen Samenzellen, die der Körper bis ins Alter unentwegt nachproduziert. Es kostet sie also nichts, wenn nicht jeder Schuß ein Treffer ist. Sie müssen nicht wählerisch sein. Für sie kann jede die »Richtige« sein.

Gibt es den Richtigen überhaupt? In der Biologie heißt Partnerwahl nichts anderes, als daß man sich mit bestimmten Individuen eher paart als mit anderen. Nicht das Optimum steht zur Debatte, sondern das am wenigsten Schlimme. Darwin brachte es in *Die Abstammung des Menschen* auf den Punkt: Das Weibchen nimmt nicht unbedingt das Männchen, das es am anziehendsten findet, sondern das, welches ihm am wenigsten zuwider ist.

Und schon sind wir in der Zwickmühle. Von freier Wahl kann also eigentlich nicht die Rede sein, denn schließlich kann das Weibchen sich seinen persönlichen Favoriten nicht einfach greifen und zur Vaterschaft zwingen. Sie unterliegt dem Zwang der knappen Ressource Gute-Gene-Mann und kann nur versuchen, durch bestimmte Verhaltensweisen das Männchen zu beeinflussen, damit er mit ihr Kinder zeugt.

Weiter erschwert wird die Auswahl dadurch, daß das Männchen nicht untätig herumsitzt und darauf wartet, von uns genommen zu werden. Es verfolgt seine eigenen Interessen. Und die lauten: möglichst viele Paarungschancen ergattern. Das heißt, Rivalen, die das Interesse des Weibchens wecken könnten, müssen vertrieben werden.

Unsere Wahlmöglichkeiten hängen weitgehend davon ab, was der Mann tut. Letztendlich läuft es also darauf hinaus, daß wir auserwählt werden. Kleiner Trost: Wir können den Mann, der uns erwählt, abblitzen lassen. Und wir können natürlich auch etwas tun, um uns zur Auserwählten zu machen. Wozu gibt es Wonderbra, Chanel No.5 und Anti-Falten-Creme? Unschlagbares Kriterium fürs Auserwähltwerden ist und bleibt nämlich die Jugend – glatte Haut, straffe Muskeln, glänzende Haare stehen für frische, gesunde Gene und eine lange Kinderproduktionszeit. Es ist also geradezu evolutionäre Pflicht eines Mannes, sich eine junge Frau ins Haus zu holen. Man muß sich nur die Heiratsanzeigen in der *Zeit* anschauen, dann wird einem klar, daß Männer diese Pflicht sehr ernst nehmen. Kaum ein fünfzigjähriger Geschäftsmann/Akademiker/ Lebenskünstler, der nicht eine junge Sie bis maximal 35 sucht, um schnell noch oder noch einmal eine Familie zu gründen. Die Frage der kritischen Mittvierzigerin nach der Frische seiner Gene stellt er sich offenbar nicht.

Eine Studie des amerikanischen Psychologen David Buss über die Kriterien der Partnerwahl bei Menschen ergab, daß kulturelle Zufälligkeiten oder gesellschaftliche Normen nicht entscheidend sind, sondern daß auch hier die Evolution das Sagen hat: Männer müssen junge Frauen bevorzugen, mit denen sie möglichst viele Kinder zeugen können. Frauen dagegen bevorzugen etwas ältere Männer, die ihnen Sicherheit und materielle Vorteile bieten, damit die Aufzucht von Kindern gewährleistet ist.

Auch wenn Frauen über Macht und Geld verfügen, wollen sie dennoch Männer, die mehr haben als sie selbst, sagt der Psychologe. Da das biologisch nicht viel Sinn macht, geht er davon aus, daß es sich um ein offenbar tief verankertes Verhaltensprogramm handelt.

Fassen wir zusammen: Der Mann, den Frauen unwiderstehlich finden, muß

- ein gepflegtes Äußeres haben;
- einen symmetrischen Körperbau haben;
- fit sein;
- großzügig sein;
- genügend Nahrung, sprich Wohlstand, anschaffen;
- gut im Bett sein;
- angesehen sein;
- über einen hohen Sozialstatus verfügen;
- dominant sein, aber nicht gewalttätig;
- uns überlegen sein;
- Sicherheit bieten.

Da lassen die Gene nicht mit sich spaßen. Leider, denn welcher Mann bietet schon das ganze Programm? Das, was uns statt dessen oft genug an evolutionären Halbheiten angedient wird, macht wenig Lust auf Fortpflanzungsmaximierung. Es sei denn, wir geraten an einen bösen Buben, der fast alle Kriterien erfüllt – bis auf eines: Sicherheit können wir von ihm niemals erwarten, in keiner Beziehung. Und das macht ihn zum Risiko, aber auch zur Versuchung.

Der böse Bube und die verbotene Versuchung – Frauen beschreiben ihren Idealmann

Ich liebe meinen Klaus. Und er liebt mich.

Heike, Mitte 30, Journalistin

Geben Sie ihr ungefragt zwanzig Minuten ungeteilte Aufmerksamkeit. (Lesen Sie dabei keine Zeitung.)

John Gray, 77 Methoden, um bei einer Frau Punkte zu sammeln

Von der romantischen Liebe, abgekühlten Bettgeschichten und einem aufregenden Leben zu zweit

Die letzten hundert Jahre konnten unseren Genen und unserem vaterlosen Psychodrama wenig anhaben. Im Gegensatz dazu haben die heutigen Industriegesellschaften in dieser Zeit eine atemberaubende Entwicklung durchgemacht, die auch das Wesen der »idealen Beziehung« völlig veränderte.

Wenn unsere Großmütter und Urgroßmütter sich bei ihrem Ehemann »verwählt« hatten, mußten sie diesen folgenschweren Fehler bis zu seinem oder ihrem Tod ausbaden. Heute ist das anders. Wer sich bei der Partnerwahl geirrt hat, kann jederzeit aus der Beziehung aussteigen. Und davon wird auch reichlich Gebrauch gemacht. In diesem Zusammenhang stellt sich die Frage, ob es überhaupt noch verbotene Versuchungen gibt? Macht nicht jeder, wozu er Lust hat? Und wenn's der Falsche war: na und? Dann sucht man sich einen anderen! Oder ist es womöglich doch nicht so einfach?

Träumen wir nicht gerade heute wieder mehr denn je von einem idealen Partner? Früher gingen Frauen Ehen aus praktischen, ökonomischen Erwägungen ein. Sie wußten, daß Liebe, Vertrauen und Glück eine erhoffte, wenn auch unerwartete Zugabe waren. Sie arrangierten sich und machten das Beste aus ihrer Ehe.

Heute stellen wir andere Ansprüche, und der oberste ist: Unser Partner soll uns gefälligst glücklich machen. Wir wollen das Beste, es steht uns zu. Wir wollen nicht nur einen Mann, wir wollen den »Richtigen«, den idealen Mann. Aber wie soll der beschaffen sein?

»Ein Idealmann ist der Mann, der mich liebt, genau so, wie ich bin. Der mich unterstützt, wenn ich Hilfe brauche, der mir seine Meinung sagt, auch wenn es mir nicht immer in den Kram paßt, der mich sexuell glücklich macht und der mit mir und meiner Tochter zusammenlebt!« Sue, 35, Kontakterin.

»Ich glaube, daß jede Frau ein Idealbild von ihrem Lebensgefährten im Kopf hat, aber so ein Mensch ist künstlich und vielleicht dadurch auch gar kein Mensch mehr.« Judith, 43, Grafikdesignerin.

Eine große Frauenzeitschrift veröffentlichte jüngst zum Thema Idealmann diese Ergebnisse: Sinn für Humor stand mit 88 Prozent ganz oben auf der Liste. 81 Prozent wünschten sich einen kinderlieben Mann, ebenfalls 81 Prozent erwarteten Aktivität von ihm. 63 Prozent träumten davon, daß er nicht dauernd vor der Glotze hängt.

Das sind ja eher bescheidene Wünsche. Deshalb haben wir eigene Informationen eingeholt und fünfunddreißig Frauen im Alter zwischen vierundzwanzig und zweiundfünfzig Jahren zum Thema »Idealmann« befragt. Die Befragten mußten keinerlei Vorgaben erfüllen, sondern waren eine reine Zufallsstichprobe. Die Ergebnisse haben wir in Prozenten angegeben. Diese Zahlen sind selbstverständlich statistisch nicht relevant, aber uns hat in erster Linie der psychologische Aussagewert interessiert. Wir haben uns aus dem einfachen Grund für Prozentaussagen entschieden, um die Mengenverteilung deutlicher zu machen.

Das Ergebnis zeigt, daß die Wünsche der Frauen nicht in den Himmel wachsen. Der Idealmann ist kein Supermann, kein Topverdiener und kein Macho, sondern ein Mann, der auf eine

Frau eingehen kann. Im Leben und im Bett! Kein Egoist! Ein liebevoller Mann, der auf Zweisamkeit steht und diskussionsfreudig ist, hat die besten Chancen, auf offene Arme zu stoßen.

Wie wichtig ist es Ihnen, daß Ihr Idealmann ein guter Lebensgefährte ist?

Sehr wichtig	70%
Wichtig	17%
Unwichtig	0%
Kommt darauf an	3%

Die am häufigsten ohne Vorgaben genannten Gründe dafür waren:

• »Ich will mit ihm zusammenleben.«	23%
• »Ich will mich auf ihn verlassen können.«, »Ich will ihm vertrauen können.«, »Ich will mich geborgen fühlen.«	23%
• »Das ist das Wichtigste, sonst wäre er nicht der Idealmann.«	20%
• »Ich will mit ihm mein Leben verbringen.«	9%
• »Ich will mich mit ihm austauschen können.«, »Er soll Verständnis für mich haben!«	9%

Wie wichtig ist Ihnen, daß er ein guter Liebhaber ist?

Sehr wichtig	58%
Wichtig	33%

Unwichtig	0%
Kommt darauf an	9%

Die meistgenannten Gründe für »wichtig« bis »sehr wichtig« waren:

- Sex als Forderung 31%
  »Sex muß Spaß machen!«, »Abwechslungsreicher Sex gehört dazu.«, »Er muß gut im Bett sein, aber er braucht keine Kunststücke zu können.«, »Er soll kein Freund sein, sondern ein Liebhaber.«
- Sex als Ausdruck von Harmonie und Glück 31%
  »Das Sexualleben ist Ausdruck von Liebe.«, »Schlechter Sex macht unglücklich.«, »Sex schafft Vertrauen.«, »Wenn man guten Sex hat, stimmt's in der Partnerschaft!«
- Weil er der Idealmann ist. 20%

Gründe für »kommt darauf an« waren:

- Liebe und Partnerschaft sind mir wichtiger als Sex. 9%

Welche Eigenschaften sollte Ihr Idealmann unbedingt haben? (Mehrfachnennungen möglich)

- Humor 51%
  »Humorvoll«, »nimmt das Leben leicht«, »ist witzig«, »soll über sich lachen können«, »gern lachen«

- Ehrlichkeit 49%
  »Ehrlich«, »aufrichtig«, »loyal«, »zuverlässig, »fair«
- Einfühlungsvermögen 37%
  »Tolerant«, »verständnisvoll«, »einfühlsam«, »liebevoll«, »daß er auf mich eingehen kann«
- Unternehmungslust 29%
  »Aktiv«, »reiselustig«, »munter«, »spontan«, »hat Lust, viel zu machen«
- Gesprächsbereitschaft 20%
  »Diskussionsfreudig«, »redegewandt«, »zuhören können«, »sich mit mir austauschen wollen«, »erzählen, was los ist«, »Argumenten gegenüber aufgeschlossen sein«
- Intelligenz 20%
- Treue 20%

Welche Eigenschaften sollte Ihr Idealmann nicht haben? (Mehrfachnennungen möglich)

- Unehrlichkeit 37%
  »Nicht lügen«, »Unehrlichkeit«, »Verlogenheit«, »Falschheit«, »Hinterhältigkeit«, »Unzuverlässigkeit«
- Geiz 29%
- Aggressivität 28%
  »Aggressiv«, »cholerisch«, »grob«, »streitsüchtig«, »jähzornig«
- Egozentrik 20%
  »Egoistisch«, »unaufmerksam«, »soll nicht nur an sich denken«, »unsensibel«

- Langeweile 20%
  »Unspontan«, »lethargisch«, »faul«, »lahmarschig«, »langweilig«
- Untreue 17%
- Dummheit 17%
- Arroganz 17%
- Kein Softie sein 14%
- Eifersucht 14%

Bei den vorgebenen Antwortkategorien wurde auf folgende Eigenschaft besonders viel Wert gelegt:

- treu

Im Mittelwert gefolgt von:

- sinnlich
- kinderlieb
- zuverlässig
- einfühlsam
- teamfähig

Der Idealmann ist trotz seiner durchschnittlich wirkenden Eigenschaften ein nicht allzu häufiges Exemplar von Mann. Nur 23 Prozent unserer befragten Frauen sind ihm im Leben überhaupt jemals begegnet. Bei den Frauen, bei denen wir nachgefaßt haben, war keine mit ihm tatsächlich zusammen. Existiert er also nur in unserer Phantasie? Was ist mit unseren Ansprüchen?

Die meisten der befragten Frauen wünschten sich von ihrem Idealmann, daß er die Bereitschaft haben sollte, Schwierigkeiten gemeinsam zu lösen, diskussionsbereit ist, sich mit ihnen auseinandersetzen kann, Nähe zulassen kann, zuhören kann, einfühlsam ist, offen für Argumente ist.

Der Idealmann von heute ist also nicht nur ein alltagstauglicher Lebensgefährte, kinderlieb und spontan, ein guter Liebhaber und treu, er muß auch etwas tun wollen, um die Beziehung aufrechtzuerhalten, wenn's Probleme gibt. Nicht mehr und nicht weniger. Aber keine der Frauen hat dieses Musterexemplar von Mann gefunden. Ist also das, was Frauen als »normale Wünsche« an einen Partner empfinden, von vornherein unerfüllbar? Können oder wollen Männer diese »Ansprüche« nicht erfüllen? Fühlen sie sich davon schon überfordert? Wollen sie wirklich nur regelmäßigen Sex, saubere Hemden und warme Mahlzeiten? Und sollen wir uns damit begnügen?

Zweisamkeit im Wandel

Das Wort »Liebe« fiel in der Umfrage selten. Nur sechsmal wurde es genannt. Bei Nachfragen wird jedoch sofort klar, daß die »Liebe« (was immer die einzelne Frau darunter versteht) heute als Voraussetzung für eine Partnerschaft gilt.

Das war nicht immer so. Vor Beginn der Industrialisierung Mitte des 19. Jahrhunderts spielte die Liebe keine bedeutende Rolle, wenn Paare sich banden. Wirtschaftliche Interessen waren weitaus wichtiger. Wenn sich das junge Paar zufällig tatsächlich liebte, bedeutete die Eheschließung nicht selten das Ende der Liebe und den Beginn der Pflicht. Und das war durchaus erwünscht. Ein »Aufhören« der Liebe hätte keinesfalls eine Trennung nach sich gezogen.

Erst im Zuge der Industrialisierung verlor die Ehe ihren rein sachlichen Charakter. Obwohl oft noch wirtschaftliche Interessen hinter einer Eheschließung standen, sollte die dauerhafte Liebe die Wahl des Partners bestimmen. Die Ehe wurde dadurch zum Ausdruck eines großen Gefühls.

Durch die Verlagerung der Arbeitsplätze aus dem Kreis der Familie in die Fabriken und Amtsstuben kam es zur klassischen Rollenverteilung. Der Mann zog hinaus ins Leben und suchte den Erfolg im Beruf. Als Vater war er von nun an für das Geldverdienen zuständig. Die Frau blieb zu Hause und versorgte die Kinder. Sie war für die emotionale Wärme im Zusammenleben zuständig und wurde der psychologisch mächtigste Mensch innerhalb der Familie. Übrigens: Um der Frau das harte Leben zu Hause zu versüßen, wurde das Mutterbild verklärt und verkitscht.

Der Psychoanalytiker Michael Lukas Moeller nennt diese Arbeitsteilung »Männermatriarchat«: Männer haben gesellschaftliche Macht und dominieren Frauen, aber Jungen und Mädchen sind in den ersten Jahren ihres Lebens muttergeprägt, frauengeprägt.

Gunter Schmidt, Professor für Sexualwissenschaft in Hamburg schreibt (dieses und die folgenden Zitate stammen aus dem Buch *Sexuelle Verhältnisse*), daß die »neue Intimität der damaligen Kleinfamilie erst die tiefen familiären Konflikte entfesselte, die Sigmund Freud um 1900 beschrieb … Seine Beobachtungen über das Drama Familie hätte Freud nicht hundert Jahre früher machen können«, weil es vorher die übermächtige Mutter noch nicht gab.

»Die bürgerlichen Familienideale setzten ein gewaltiges

Sentimentalisierungsspektakel in Szene«, meint Reinhard Sieder, Universitätsprofessor am Institut für Wirtschafts- und Sozialgeschichte in Wien, in seinem Buch *Sozialgeschichte der Familie*. Ein Spektakel, das der Realität nicht standhalten konnte. Statt häuslicher Idylle und romantischer Liebe herrschten Zwänge, Verlogenheit und Heuchelei vor. Die Frauen litten unter ihren lieblosen Männern, vereinsamten mit ihren Kindern, während sich die Männer zu despotischen, unverstandenen Haustyrannen entwickelten.

Die Sexualität spielte im gesellschaftlichen Leben keine Rolle. Offiziell war der Geschlechtsakt nur zum Kinderkriegen wichtig. Vergnügen wurde nur dem Mann zugebilligt, weil der Sexualtrieb seiner Natur entsprach. Frauen durften keinen Spaß haben.

Wie heftig sich jedoch auch bei den prüden Frauen dieser Zeit verbotene sexuelle Wünsche Bahn brechen konnten, hat Freud mit seinen Hysterie-Theorien eingehend beschrieben. Doch das betraf wohl eher die wohlhabenderen Kreise. Den ärmeren Frauen fehlte die Zeit, die Gelegenheit und die Gesundheit, ihren sexuellen Wünschen nachzuspüren.

Nach dem Zweiten Weltkrieg änderten der zunehmende Wohlstand und viele arbeitserleichternde Erfindungen das Leben der Hausfrauen: Waschmaschinen, Fertignahrung, abnehmende Kinderzahlen usw. gaben ihnen Freiräume. Die Hausfrauen hatten jetzt viel mehr Zeit zur Verfügung. Was vorher nur die Reichen betraf, galt jetzt für viele Ehen. Man heiratete aus Liebe und nicht unbedingt aus finanziellen Zwängen. Doch Liebe, Romantik und gemütliche Häuslichkeit blieben oft schnell auf der

Strecke. Das Wirtschaftswunder forderte berufliche Leistung. Der Mann machte Karriere, die Frau langweilte sich zu Tode.

Der Mann, der es sich leisten konnte, war immer noch für das Geldverdienen zuständig, die Frau für die Kindererziehung und den kompletten Haushalt. Vom Einkaufen bis zum Blumengießen. Er stand für Erfolg, sie stand für Liebe und Wärme im Haus. Das Rollenverständnis war unverändert.

Doch eines war neu. Die frigide Frau, die früher Vorbildfunktion hatte, rückte langsam in den Hintergrund. Die Bedeutung von Sex nahm zu, und die Frigidität wurde zur Krankheit.

Kein Wunder also, daß der böse Bube zu dieser Zeit gute Chancen hatte, viele Frauen zu faszinieren. Er versprach alles andere als die Spießer von damals: Von ihm konnte eine Frau die pure Aufregung erwarten: Sex, Streß und Abenteuer. Aber auch die Gefahr, sitzengelassen zu werden, allein dazustehen, während alle anderen ihr Häuschen bauten. Der böse Bube von damals gefährdete die Zukunft. Und deshalb wurde er der Tochter vehement ausgeredet.

Inzwischen zeigte das noch junge Fernsehen die ersten Sexgurus zur besten Sendezeit. Mit Oswald Kolle wurde der Spaß am Sex zum neuen Gradmesser für das Eheglück. Die Zeit schritt voran. Sex, Emanzipation. Schluß mit der Verlogenheit! Die Langeweile in den Durchschnittsfamilien änderte sich grundlegend.

»Wer zweimal mit derselben pennt, gehört schon zum Establishment«, hieß es in Studentenkreisen, oder anders ausgedrückt: Jeder sollte schlafen, mit wem er Lust hatte. Treue? Schnee von gestern. Die beginnenden siebziger Jahre waren sexbestimmt. Und der Freiheit gewidmet. Das alte System hatte den Faschismus hervorgebracht. Zwänge und falsche Moral waren zweifellos mit daran schuld. Damit war nun Schluß.

Doch schon bald meldeten sich andere Stimmen zu Wort. 1975 schrieb Jürg Willi, der Schweizer »Papst« für Zweierbeziehungen, Facharzt für Psychiatrie und Psychotherapie: »Die Idealnorm, der viele – heute – nachstreben, ist das Bild einer freien Beziehung emanzipierter Partner, die nur so lange und so weit Bestand hat, wie sie den Beteiligten die uneingeschränkte Selbstverwirklichung ermöglicht und durch unverpflichtete Liebe lebendig bleibt. Von dieser Idealnorm sind nun aber viele, vielleicht alle, überfordert. Manche versuchen, ihr vermeintliches Ungenügen durch forcierte Selbständigkeit, Emanzipation, Ungebundenheit oder sexuelles Expertentum zu überspielen. Ängstlich verdrängt und schamvoll verdeckt werden die zarteren Empfindungen... Häufig besteht sogar eine starke Hemmung, dem Partner überhaupt zu sagen, daß man ihn mag, daß man an ihm hängt und sehr leiden würde, wenn man ihn verlieren müßte.«

Der böse Bube fühlte sich in dieser Zeit wie ein Fisch im Wasser. Er war jemand, der jeder Frau soviel Sex wie möglich verschaffen konnte. Und das ohne falsche Moral. In den siebziger Jahren war der böse Bube das Alpha-Männchen, denn der Gedanke an eine feste Beziehung, die einengen könnte, galt nicht nur bei Trendsettern als verpönt. Doch Jürg Willis Beobachtung, daß kaum jemand mit dieser Freizügigkeit fertig wurde, traf zu. Viele sehnten sich wieder nach mehr Innigkeit, mehr Verbindlichkeit in einer Beziehung.

Kein Wunder also, daß der böse Bube in den achtziger Jahren erstmalig verstaubt daherkam. Yuppietum war angesagt, Geldverdienen, Karriere, Erfolg, Kinder. Wer sich mit dem bösen Buben einließ, galt als dumme Gans. War er doch ein Hemmschuh auf dem geraden Weg zum Erfolg. Trotzdem – der sexuelle Blick verfehlte nie ganz seine Wirkung. Gene und das weibliche Psychodrama waren ja nicht ausgeschaltet. Bei den Frauen war der böse Bube nach wie vor eine Versuchung. Aber ein Trendsetter war er nicht. Und heute?

Die ideale Beziehung ist heute, so der britische Soziologe Anthony Giddens, eine »reine Beziehung im Sinne von pur – sie wird nicht mehr nur um ihrer selbst willen eingegangen und besteht nur, solange sich beide Partner darin wohlfühlen, solange beide einen ›Wohlfahrtsgewinn‹ haben.« Alle anderen Beziehungen sind verdächtig und in der Regel unglücklich, glauben viele. Eine Beziehung, in der sich jemand nicht wohl fühlt, gehört heute abgebrochen. Der Preis für diese Idealvorstellung: Die Stabilität ist fragil, »ja, es gehört zu ihrer Reinheit prinzipiell instabil zu sein, sie verriete ihre Prinzipien, wenn sie Dauer um der Dauer willen anstrebte«, meint Anthony Giddens.

»Es ist eine Tatsache«, so Sexualwissenschaftler Gunter Schmidt, »daß heute Dreißigjährige durchschnittlich mehr feste Beziehungen hinter sich haben, als Siebzigjährige.«

Der Realitätssinn, den Frauen bei der Beschreibung des Idealmanns beweisen, hat mit ihren – oft genug negativen – Erfahrungen zu tun. Selbst wer sich aus dem Beziehungskarussell heraushält, kennt die Tatsachen aus dem Freundeskreis oder den Medien. Jede dritte Ehe scheitert heutzutage. Von den längerdauernden Partnerschaften ohne Trauschein geht durchschnittlich jede zweite schon nach zwei Jahren in die Brüche. Viele Beziehungen überdauern kaum ein halbes Jahr. Bei immer mehr Männern und Frauen lösen sich Perioden des Alleinseins mit Perioden des nichtfamiliären Zusammenlebens ab.

Für Gunter Schmidt sind das die Folgen der »reinen Beziehung«, also die Folgen dieser neuen Beziehungskonzeption und nicht die Folgen eines Werteverfalls. Eigenschaften wie Treue, Ehrlichkeit, einer steht für den anderen ein usw. sind erhalten geblieben. Trennungsgrund sind die Durststrecken, die sich aus dem hohen Beziehungsideal des ewigen Wohlfühlens ergeben. Und da sind wir wieder bei dem idealen Mann bzw. der idealen Frau, der/die uns glücklich machen soll. Beide Partner müssen vielfältige Talente entwickeln, um das »Wohlfühlen = Glücklichmachen« zu gewährleisten, vor allem die Fähigkeit des Aushandelns der persönlichen Wünsche. Die Diskussionsfreudigkeit der Frauen aus unserem Fragebogen zeigt dasselbe.

Folgt man dem Wissenschaftler, wird der ganze Beziehungsalltag praktisch jeden Tag neu ausgehandelt. Wer besorgt die Kinokarten? Wer bringt die Kinder zur Schule? Wer holt sie ab, wer trifft Freunde? Erlauben wir uns Seitensprünge? Hast du Oma angerufen? Der »Befehlshaushalt« ist längst eingemottet. Stattdessen quatschen wir uns wegen jeder Kleinigkeit das Ohr ab.

Schmidts Zukunftsprognose: Die entinstitutionalisierte Beziehung ist weiterhin auf dem Vormarsch. Ehen, Partnerschaften und Liebesbeziehungen sind seiner Meinung nach deshalb sehr viel abhängiger von Emotionen und Sexualität als sie es je waren. Sie stehen sozusagen unter der Tyrannei der Intimität.

Eine umfangreiche Studie in England zeigt, und das wundert wohl niemanden, daß die sexuelle Aktivität eines Paares durch die Dauer der Partnerschaft sehr viel stärker gedämpft wird als durch das Lebensalter. Die sexuelle Aktivität hängt nicht davon ab, ob jemand dreißig, vierzig oder fünfzig ist, sondern davon, ob seine Beziehung seit einem, fünf oder fünfzehn Jahren besteht.

Unser modernes Beziehungsideal versucht, Dauer und Leidenschaft einer Beziehung zu maximieren – eine unlösbare Aufgabe.

Beziehungen werden folglich immer kürzer, jeder hat im Laufe seines Lebens immer mehr Liebesbeziehungen und deutlich mehr Sexualpartner. Die Brüchigkeit von Beziehungen kennzeichnet die moderne sexuelle Welt.

Nach der Trennung ziehen viele »vorübergehend« irgendwo ein. Single-Leben als Übergang, WG-Leben als Übergang, die kleine billige Wohnung als Übergangsquartier. Der Übergang soll durch hektische Partnersuche beendet werden. Frau sucht Mann, Mann sucht Frau genauso wie Mann sucht Mann und Frau sucht Frau. Anzeigen, Singlepartys, kuppelnde Freunde, Fernsehshows, Arbeitsplatz, Supermarkt, Bushaltestelle ... Überall boomt die große Sucherei. Ist der Partner gefunden, wird der Rahmen der Partnerschaft abgesteckt.

Viele verschiedene Beziehungsmodelle bieten sich an. Jeder schöpft aus seinem Erfahrungsschatz oder bedient sich der zahlreichen Ratgeber. Allein leben? Getrennt leben? Kinder haben oder nicht? Einige Paare gründen Familien und leben dann teilweise mit eigenen Kindern oder Kindern aus vorangegangenen Beziehungen unter einem Dach bis zur Trennung. Innerhalb einer Biographie finden mehrere Wechsel statt. Es entsteht eine Familienvielfalt und eine Vielfalt des Alleinlebens. »Die Folge ist ein kaum noch beschreibbarer, buntgescheckter biographischer Beziehungspluralismus, wie Soziologen es nennen – als Folge unserer halbjährlichen, halbernsten halbseriellen halbsensuellen Monogamien«, zitiert Gunter Schmidt einen Song der Polit-Rockgruppe »Fugs« aus ihrem Lied *Dreams of Sexual Perfection*.

Haben die Menschen jetzt weniger Ängste, Beziehungen einzugehen? Trennen sich Paare leichter? Oder fürchten sich viele noch mehr vor dem Scheitern der Beziehung?

Wenn eine Beziehung heute zu Bruch geht, gibt es meist einen, der die Beziehung abbricht, weil sie ihm nicht mehr das bietet, was er haben will. Wer sich nicht mehr wohl fühlt, beendet das Ganze.

Auf der anderen Seite steht der Verlassene mit seiner Verzweiflung und Trauer. Die Furcht vor dem Verlassenwerden, vor der Trennung ist insgesamt eher gewachsen angesichts der Tatsache, daß viele Beziehungen sowieso scheitern.

»In modernen Partnerschaften«, so Dr. John Gray, Paar- und Familientherapeut, »sind sehr viele Menschen von ihren Beziehungen enttäuscht, obwohl sie ihren Partner lieben. Sobald es Spannungen, Enttäuschungen und Ärger gibt, wissen sie nicht, wie sie es anstellen sollen, solche Dinge wieder ins Lot zu bringen. Erst indem sie verstehen, wie unterschiedlich Männer und Frauen sind, werden sie neue Wege kennenlernen, mit dem anderen Geschlecht umzugehen, ihm zuzuhören und es zu unterstützen.«

Reden, zuhören, miteinander kommunizieren lernen ist Grays Anliegen. Genau das also, was unsere befragten Frauen von ihrem Idealmann erwarten und nicht bekommen.

Um die Trennung zu verhindern, wird ebenfalls geredet, diskutiert, überlegt. Wir wollen unseren Partner besser verstehen. Und er soll uns verstehen. Wir reden uns den Mund fusselig, und er zappt uns gedanklich weg wie ein langweiliges Fernsehprogramm. Der ewige Beziehungskram ödet ihn an.

Was aber sollte eine Frau veranlassen, lustvoll mit einem Mann ins Bett zu gehen, der ihr nicht zuhört, sich nicht für das interessiert, was sie in höchstem Maße beschäftigt, und der über die Einfühlsamkeit eines Roboters verfügt?

Die Realität in unseren Betten

»Die Klage, ich habe keine Lust, hat bei Patientinnen in den letzten zwanzig Jahren stark zugenommen«, schreibt Gunter Schmidt. Viele breit angelegte Studien bestätigen diesen Trend in allen Industrienationen.

Das Sexualverhalten von Männern und Frauen zeigt: 80 Prozent der Befragten hatten im Jahr vor der Befragung keinen oder nur einen Sexualpartner, die Hälfte aller Befragten hatte seltener als einmal pro Woche Geschlechtsverkehr. Sexuelle Langeweile breitet sich aus. Kein Bock auf Sex. Außer Masturbation oder Telefonsex.

Noch vor zwanzig Jahren ging es darum, Lustfeindlichkeiten aufzuspüren und sich sexuell voll zu entfalten. Heute hat das Wort Sexualität einen merkwürdigen Klang bekommen. »Es wird ständig über Sex gesprochen; aber vor allem im Kontext von Gewalt, Ausbeutung, und Entwürdigung, also im Kontext von Angst, Empörung, von Schuld«, so Gunter Schmidt. Und denken wir nur an die Talkshows, in denen ständig über alle grotesken Spielarten des Sex geredet wird. Und dazu gibt es die Werbeblöcke mit Sex-Telefonnummern von angeblich dauergeilen Frauen, die den schnellen Lustgewinn versprechen. Vor unseren Augen wird ein Horrorszenario des Sex entfaltet.

»Die Sexualität ist eine der gefährlichsten Betätigungen des Individuums«, sagt Gunter Schmidt. »Die Sexualität ist ein Bedürfnis und konfrontiert jeden von uns mit alten ›Triebängsten‹, also mit Gefahren und Enttäuschungen, die ein Mensch in Zusammenhang mit seinen Bedürfnissen (Wärme, Nahrung, Zärtlichkeit, Angenommen werden usw.) von frühauf erfährt.«

Wenn sich Sexualität in einer Beziehung vollzieht, »beschwört das darüber hinaus unsere Beziehungsängste«, so Schmidt. Erinnern wir uns: Wir waren von der Liebe und Fürsorge der Mutter abhängig, als wir Säuglinge waren. Was wäre passiert, wenn sie uns vergessen hätte?

»Bedürfnisgeschichte, Beziehungsgeschichte und Geschlechtergeschichte werden durch die Sexualität wachgerufen«, erklärt Schmidt. Kein Wunder also, daß wir davor Angst haben, uns weh zu tun, wenn wir uns auf jemanden und mit jemandem einlassen.

Die Folge: »Viel öfter, als man denkt, suchen sich Partner heute nach dem geheimen Plan, daß sie sexuell nicht besonders interessant – also nicht besonders beunruhigend – füreinander sind«, so der Professor für Sexualwissenschaften. Das heißt, wir suchen uns einen Sex-Partner, der uns nicht gefährlich werden kann und dadurch nicht gerade die Erleuchtung im Bett verspricht. Und mit ihm handeln wir dann alles, auch diesen Teil der Partnerschaft, aus.

Die Angst, verletzt und abgewiesen zu werden, verhindert, daß wir uns an jemanden ernsthaft binden, der uns weh tun könnte.

Weibliche Wünsche

Alle Frauen, mit denen wir sprachen, wollten einen Partner, der zu ihnen paßt. Aus Überzeugung allein sein wollte keine, außer wenn sich gerade nur »ungeeignete« oder »keine« Männer anboten. Das wundert auch nicht. Zuneigung, Wärme, Angenommensein sind nun mal Grundbedürfnisse. »Eine Frau ohne Mann ist wie ein Fisch ohne Fahrrad« heißt ein typischer Toilettenspruch, der so oft an die Wände geschmiert wurde, weil sich eine Frau ohne Mann eben doch nur halb fühlt und Trost braucht. Denn sie erfüllt nicht die Erwartungen, die die Gesellschaft an sie stellt.

Frauen sehnen sich nach einer liebevollen, intensiven Partnerschaft, die der idealen Beziehung, also der »reinen Partnerschaft« von Anthony Giddens, nahekommt. Und lang soll sie sein, möglichst ein Leben lang, weil sie dann besonders schön und tief gewesen sein muß. Hinzu kommt Sex bis zum Umfallen. Lust aufeinander, die nie aufhört. Das ist die altbekannte Quadratur des Kreises.

Auf Mutters Spuren

Mit einem tollen Mann an unserer Seite würden wir unseren Müttern eine Freude machen. Mütter wollen gern Großmütter werden. Väter wollen ihre Töchter gut versorgt unter der Haube wissen. Einer Frau ohne Mann und eigene Kinder sitzt die Zeit im Nacken. Ihre biologische Uhr tickt. Denken Sie nur an Ihr nächstes Klassentreffen. Entweder Sie können zufrieden die Bilder Ihrer süßen Kleinen vorzeigen, oder Sie müssen wenigstens mit dem eigenen Porsche vorfahren. Auf jeden Fall aber können Sie davon ausgehen, daß bohrende Fragen auf Sie zukommen werden. Die Exmitschülerinnen sind besonders bedrohlich, weil sie Sie nicht kennen und Sie ihnen Ihre ganze Misere von A bis Z erklären müssen. Kein Mann und kein Geld. Und das auch noch im heiter gelassenen Tonfall, der bei solchen Anlässen selbstverständlich ist.

Erinnern wir uns an die Kindheit: Wir wollen es allen recht machen, um unser Selbstbewußtsein zu stabilisieren. Nur ein »braves« Mädchen wird angenommen. Und so wirkt sich ihr »Gefallenwollen« auch auf die Partnersuche aus. Mit einem idealen Mann wären wir aus dem Schneider. Wir könnten ihn überall vorzeigen und müßten uns niemals für eine schlechte Wahl schämen oder gar verantworten.

Ein Idealmann würde niemals anecken oder gar auf Ablehnung stoßen. Er kann es allen recht machen. Er ist »gut erzogen«. Er benimmt sich bei den Schwiegereltern vorbildlich und hat die Blümchen nicht vergessen. Bei der Ökofreundin zeigt er sein Umweltbewußtsein, beim Bankerfreund ist er ein Wirtschaftsfachmann, beim Ausflug ans Meer verwandelt er sich in einen niedlich-attraktiven Seehund. Wie ein Chamäleon sollte er sich auf die verschiedenen Anforderungen einstellen können, um unser Ego aufzumöbeln.

Denn der Mann an unserer Seite ist immer noch ein Indiz dafür, daß wir es geschafft haben. Erst der richtige Mann macht eine Frau ganz. Deshalb geht es auch den gebundenen Frauen nicht anders. Haben sie wirklich den Richtigen? Lieben sie ihn wirklich? Ist er toll im Bett?

Klar, daß ein solcher Mann schwer zu finden ist und nur von wenigen Frauen gesichtet wurde.

Der Idealmann

hart	o o o x o o	weich
unberechenbar	o o o o x o	zuverlässig
sinnlich	o x o o o o	kühl
unverschämt	o o o o x o	gut erzogen
sportlich	o x o o o o	unsportlich
spontan	o x o o o o	überlegt
teamfähig	o x o o o o	einzelgängerisch
musikalisch	o x o o o o	unmusikalisch
attraktiv	o x o o o o	häßlich
draufgängerisch	o o x o o o	zurückhaltend
verschwenderisch	o o x o o o	sparsam
egoistisch	o o o o x o	einfühlsam
unabhängig	o o o x o o	Zweisamkeit liebend
kinderlieb	o x o o o o	Kinderhasser
treu	x o o o o o	treulos
reich	o x o o o o	arm

Der böse Bube

hart	o x o o o o	weich
unberechenbar	x o o o o o	zuverlässig
sinnlich	o o x o o o	kühl
unverschämt	o x o o o o	gut erzogen
sportlich	o o x o o o	unsportlich
spontan	o o x o o o	überlegt
teamfähig	o o o o x o	einzelgängerisch
musikalisch	o o o x o o	unmusikalisch
attraktiv	o o x o o o	häßlich

draufgängerisch	o x o o o o	zurückhaltend
verschwenderisch	o x o o o o	sparsam
egoistisch	x o o o o o	einfühlsam
unabhängig	o x o o o o	Zweisamkeit liebend
kinderlieb	o o o x o o	Kinderhasser
treu	o o o o o x	treulos
reich	o o o x o o	arm

Der böse Bube – die verbotene Versuchung

Der böse Bube ist also nach wie vor eine verbotene Versuchung. Er ist kein Garant für eine langjährige Partnerschaft. Als Vater unserer Kinder ist er ebenfalls völlig ungeeignet. Seit Generationen von Müttern wurde uns die romantische Liebe eingeimpft. Doch mit ihm wird man Untreue und Unzuverlässigkeit erleben. Trotzdem reizt er uns.

Denn seit genauso vielen Generationen fehlt uns der Vater. Wir sind ausgehungert danach, endlich begehrt zu werden. Aber wie wir gesehen haben, steht die Sexualität zur Zeit für die meisten eher unter dem Zeichen der Langeweile oder der Nichtbedrohung: Wir sind, aus Angst, auf Distanz zur Sexualität gegangen. Wir lassen uns auf nichts ein, was uns gefährlich werden könnte.

Doch da ist der böse Bube: Mit seiner Energie erweckt er unser eingeschlafenes Sexleben. Er verheißt das rasche Ende der neuen durchdiskutierten sexuellen Langeweile. Er scheint das sexuelle Alpha-Männchen zu sein, auch wenn er die lange Schwanzfeder nur mit einem Tesastreifen befestigt hat. Er behandelt uns als Sexualobjekt. Endlich. Nachdem wir mit unserem vorherigen Partner alles zerredet haben, nicht nur den Alltag, auch das Bett, taucht er auf und führt uns an unsere eigenen Abgründe. Er redet nicht, er vögelt. Und reißt uns mit. Jetzt können wir alle Verbote übertreten. Haben wir Angst? Ja, klar. Gunter Schmidt hat recht. Wir wollen nicht verletzt werden. Aber schon Eva im Paradies erlag der Versuchung. Auch wir werden es. Und uns an die Hoffnung klammern, es wird schon gutgehen. Tut es aber nicht.

Er wird uns verlassen. Er ist untreu. Er ist ein guter Liebhaber. Frauen neigen dazu, guten Sex mit Liebe zu verwechseln. Unsere Gesprächspartnerinnen haben einschlägige Erfahrungen gemacht. Was nur ein Sexabenteuer sein sollte, wird schnell zur großen Liebe. Vielleicht liegt es daran, daß der sinnliche Blick uns zu lange gefehlt hat, als wir kleine Mädchen waren? Vielleicht liegt es daran, daß der Sex immer noch ein Gradmesser für das Maß der Liebe ist? Wie dem auch sei, Frauen stehen genauso auf tollen Sex wie Männer, nur daß bei Männern guter Sex und Liebe zwei völlig verschiedene Paar Schuhe sind. Er kann es unterscheiden. Wir dagegen tun uns schwer, aus unserem Sex- und Liebestaumel herauszukommen.

Der böse Bube ist zwar ein guter Verführer, aber er taugt nicht zum Wohlfühlen auf Dauer. Das ist sein Manko. So gesehen ist er die reinste Zeitverschwendung. Aber er holt uns aus der Eintönigkeit. Und vielleicht ist die Langeweile ja doch noch schlimmer als das Risiko? Eine Frau will ins Rampenlicht, und er kann sie mitnehmen …

Unsere Fragen nach dem bösen Buben brachten folgende Ergebnisse. Wir haben fünfunddreißig Frauen befragt und den bösen Buben mit folgendem Kurztext skizziert:

»Es gibt Männer, die von vornherein als Partner nicht zu taugen scheinen. Sie sind reich oder einfach nur großmäulig. Erfolgreich oder schon bankrott, zugegebenerweise charmant und spannend, in der Regel verheiratet oder gebunden und trotzdem anfällig für die Reize anderer Frauen. Wie würden Sie dieses Exemplar von Mann beschreiben?«

Es folgten die vorgegebenen Antwortkategorien.
Die Mittelwerte ergaben folgende Rangfolge:

- Treulos
- Egoistisch
- Unberechenbar
- Unabhängig
- Unverschämt
- Hart

Der böse Bube ist den meisten Frauen nicht fremd.

Sind Sie einem solchen Mann schon mal begegnet?

Ja	63%
Nein	37%

Glauben Sie, daß er ein guter Lebensgefährte ist?

Ja	0%
Kommt darauf an	26%
Nein	74%

Warum er ein guter Lebensgefährte sein könnte (Begründungen für »kommt drauf an«):

- Er könnte sich ändern.
- Ich könnte die Frau sein, die zu ihm paßt.
- Er gibt sein Bestes, um Frauen bei Laune zu halten.

Warum er als Lebensgefährte nicht in Frage kommt (Begründungen, Mehrfachnennungen möglich):

- Zu egoistisch. Zu sehr mit sich selbst beschäftigt. 29%
- Untreu 20%
- Unzuverlässig 14%
- Man kann nicht mit ihm zusammenleben. 9%

Wäre dieser Typ Mann für Sie interessant?

Ja	6%
Kommt darauf an	31%
Nein	63%

»Interessant« war er also nur für zwei Frauen. Während ein knappes Drittel mit »kommt darauf an« geantwortet hat.

Die Gründe, warum er für 37 Prozent der befragten Frauen in gewisser Weise »interessant« sein könnte, waren nicht überraschend, sondern paßten zu unseren Überlegungen, was den bösen Buben für Frauen so verlockend macht. (Mehrfachnennungen waren möglich)

- Als Affäre. 9%
- Er bringt Abwechslung und Abenteuer. 9%
- Er ist eine Versuchung und weckt meinen Kampfgeist. 6%
- Vielleicht bin ich die, die zu ihm paßt. 6%
- Als Studienobjekt. 6%

Die Gründe, warum er nicht interessant sein würde, waren so vielfältig, daß keine Zusammenfassungen möglich waren, hier ein paar Stellungnahmen:

- Im entscheidenden Augenblick wird er kneifen.
- Mit ihm kann man kein gemeinsames Leben aufbauen.
- Ich will Gewißheit in der Beziehung.
- Ich bin zu stolz, um mich betrügen zu lassen.
- Mir wäre die Enttäuschung zu groß.
- Nie wieder. Ich hatte so einen schon.

Würden Sie mit ihm ins Bett gehen?

Ja	20%
Vielleicht	43%
Nein	37%

Gründe für das »Ja« und das »Vielleicht«:

- »Neugier«, »Interesse«, »spannend, ihn auszuprobieren«. 17%
- »In Erwartung einer tollen Nacht«, »guter Sex«, »Spaß im Bett«. 17%
- »Als Affäre«, »als Urlaubsflirt«. 9%
- »Es würde mir schmeicheln.« 6%
- »Wenn ich verliebt bin, ist mein Gefühl stärker als mein Kopf.« 6%
- »Es ist spannend, ob man sich danach wiedersieht. Wird er anrufen?« 6%

37 Prozent waren sicher: Nein, sie würden nicht mit ihm ins Bett gehen.

Die Gründe dafür waren so individuell, daß wir die Einzelnennungen auflisten:

- Ich will keinen Gockel unterstützen.
- Ich will ernstgenommen werden.
- Ein Großmaul kann nur enttäuschen.
- Ich finde so einen Typ zum Kotzen.
- Ich bin kein Typ für einen One-night-Stand.
- So einer nervt vorher und hinterher.
- Ich habe Angst, er könnte mir gefallen.
- Erfahrung macht klug.
- Reine Zeitverschwendung.
- Der ist unsportlich.
- So einer ist total unsympathisch.

Fazit:

- Der böse Bube hat mit dem Idealmann nur wenige Gemeinsamkeiten, außer in einem Punkt: Er ist mit seiner Sinnlichkeit eine Versuchung fürs Bett. Mit ihm könnten wir unsere eigene Sexualität neu entdecken. Vielleicht sogar Tabus brechen. Der maßlose Egoist ist hart, unberechenbar, draufgängerisch oder anders ausgedrückt: männlich. Er widersteht unserem Gerede im Bett und verliert dadurch nicht seine erotische Anziehungskraft.
- Er weckt unseren Kampfgeist: bekomme ich ihn oder nicht? Der böse Bube hat die Erscheinungsform eines Alpha-Männchens oder besser eines Pseudo-Alpha-Männchens. Um ihn zu erobern, müssen wir uns anstrengen. Mal sehen, wie gut wir wirklich sind.
- Wir stehen so fest mit beiden Beinen auf der Erde, daß die Träume fehlen. Der böse Bube weckt Erinnerungen an die Märchen der Gebrüder Grimm. An den Prinzen, der uns doch noch auf sein Schloß entführt. Fernab von Geldsorgen und Nöten können wir getrost den Ärger im Job vergessen. Wir brauchen den Arbeitsplatz sowieso nicht mehr. Wir haben einen Mann bekommen, darum interessiert uns der ganze Quatsch nicht mehr.
- An der Seite des bösen Buben fürchten wir den Absturz und den Trennungsschmerz. Wir wollen nicht betrogen werden. Unser Stolz würde darunter viel zu sehr leiden. Erinnerungen werden wach, als wir das letzte Mal gekrümmt vor Schmerz auf dem Bett lagen. Nie wieder wollten wir unter Verlustängsten leiden, hatten wir uns geschworen.
- Gegen den Idealmann käme der böse Bube nicht an. Der

Idealmann ist sinnlicher, spontaner, witziger, sieht zwar nicht so gut aus, aber er macht das mit seinem Herz und seinem Verstand wett, während beim bösen Buben Attraktivität, Unberechenbarkeit, Unverschämtheit und Egoismus zu erwarten wären. Muß der böse Bube also den Idealmann fürchten? Wohl kaum. Einen, den es nicht gibt, kann er getrost ignorieren.

Die Rituale des bösen Buben

Wenn sie (die Partnerin) mit Ihnen redet, schalten Sie den Fernseher aus und legen Sie die Zeitung weg. Sehen Sie ihr dabei in die Augen.

John Gray, Männer sind anders. Frauen auch

Das Ritual ist ein ursprünglich zweckhaftes Verhalten, das so abgewandelt, verselbständigt und unter Umständen auch übertrieben wird, daß es bei Artgenossen als Auslöser ein bestimmtes Verhalten in Gang setzt.

Humboldts Psychologie Lexikon

Kontrolle ist alles

Der Anruf war für Bea wie eine kalte Dusche. Seit über einer Woche, seit seiner Abreise in ein österreichisches Feriencamp, wo er als Tennislehrer engagiert war, hatte ihr Freund sich nicht bei ihr gemeldet. Also hatte sie ihn angerufen. Seine Reaktion war außerordentlich kühl und distanziert. Er antwortete nur einsilbig auf ihre Fragen und ließ sie nach dem Auflegen völlig ratlos zurück.

Dabei lag gerade ihr erster gemeinsamer Urlaub hinter ihnen. Sie waren in Schweden mit einem Wohnmobil unterwegs gewesen. Nachts hatten sie draußen unter dem Sternenhimmel geschlafen, tagsüber die Einsamkeit und die Natur auf sich wirken lassen. Sie hatten keine anderen Menschen getroffen und waren sich noch nie zuvor so nahe gewesen. Sie erlebten das, was Dichter gern als den Gleichklang der Seelen bezeichnen. Nie hätte Bea geglaubt, daß sie so etwas mit Patrick erleben würde. Denn eigentlich war er kein Nähe-Typ und sie hatte ziemlich um ihn kämpfen müssen. Daß er sich so auf sie einließ, bestärkte sie in dem Gefühl, daß er sie wirklich liebte.

Und nun dieses kühle Abwimmeln am Telefon. Was hatte das zu bedeuten? Es ließ Bea keine Ruhe. Kurzentschlossen fuhr sie nach Österreich, um vor Ort nach einer Erklärung zu suchen. Patrick schien ihr überraschendes Kommen nicht zu stören. Er zeigte ihr sein Zimmer, und sie packte ihre Sachen aus. Dann setzten sie sich aufs Bett, und als er sie umarmen wollte, entdeckte sie es: Auf dem Kopfkissen lagen ein paar lange schwarze Haare. Obwohl sie es geahnt hatte, brach für Bea eine Welt zusammen. Nach diesem einzigartigen Urlaub brachte Patrick es fertig, mit einer anderen ins Bett zu gehen. Wie konnte er ihr das antun!

Nachdem sie ihm so viel von sich gezeigt und offenbart hatte. Zutiefst verletzt fragte sie ihn nach dem Grund. Er zuckte mit den Schultern, konnte ihr keine Antwort darauf geben.

Aber, und das merkte Bea am nächsten Tag, er hatte auch noch nicht einmal andeutungsweise ein schlechtes Gewissen. Sie hatte eher das Gefühl, daß er auf eine stille Art triumphierte, als ob er ihr etwas heimgezahlt hätte. Sie fuhr nach Hause.

Leider wußte Bea noch nicht, daß sie einem typischen Böse-Buben-Ritual zum Opfer gefallen war: Erst ließ er sie an seinen Gefühlen teilhaben, dann versetzte er ihren Gefühlen einen Tritt. Erst die Verheißung, dann die Zurückweisung. Es hätte ihr zwar auch nichts genützt, wenn sie das Spiel durchschaut hätte, aber es wäre vielleicht etwas weniger schmerzhaft gewesen.

Erinnern wir uns: Der böse Bube ist ein latenter Frauenhasser. Er ist ständig auf der Jagd nach Opfern, an denen er diesen Haß austoben kann. Brauchbare Opfer sind Frauen, die alles tun, um ihn an sich zu binden. Die kann er bis zur Selbstaufgabe quälen. Ergiebiger sind für ihn allerdings Frauen, die ihm distanziert begegnen und die er erst von sich überzeugen muß. Gelingt es einer Frau, nicht nur seinen ausgeprägten Eroberungsdrang zu befriedigen, sondern auch noch, ihn in irgendeiner Weise zu fesseln oder gar wichtig für ihn zu sein, muß er schleunigst die Notbremse ziehen. Der fleischgewordene Alptraum eines jeden bösen Buben ist die Frau, an die er womöglich sein Herz verliert.

Je größer die Gefahr ist, daß er die Kontrolle über seine Gefühle verliert, desto heftiger muß er die Frau, die das verursacht, bestrafen. Und nicht nur die eine. Möglichst alle Frauen. Sein ganzes Leben wird er damit zubringen, sich an Mami zu rächen. Aber: Es wird nie genug Frauen geben, um sein Rachebedürfnis zu stillen, und es wird keine Rache geben, die stark genug ist, die einmal erlittenen Demütigungen wiedergutzumachen. Was ihm bleibt, ist die stete Wiederholung immer gleicher Racheakte. Daß das eine dauerhafte, glückliche Beziehung ausschließt, versteht sich von selbst. Der böse Bube mag im Umgang mit Frauen ein Schwein sein, aber immer auch ein armes.

Dieses Verlangen nach Heimzahlung unterliegt nicht etwa einer rationalen Überlegung. Das hieße ja, daß ein Mann freiwillig über sein Verhalten nachdächte und womöglich etwas daraus lernen würde. Nein, der wahre Frauenverachter verläßt sich auf bestimmte Rituale, mit denen er seinen Wiederholungszwang steuert. Damit läuft er auch niemals Gefahr, seiner uneingestandenen Sehnsucht nach Glück nachzugeben. Der böse Bube treibt dieses Spiel nicht vorsätzlich. »Es« geht sozusagen mit ihm durch. Er muß etwas tun, damit die Panik aufhört. Aber glücklicherweise verfügt er über ein Verhaltensprogramm für (fast) alle Situationen. Wenn ihm die rote Lampe im Bauch signalisiert: »Vorsicht, Glück!«, spult er sofort das Abwehrprogramm ab. Es handelt sich dabei um ein bestimmtes Ritual, das ihm hilft, die Kontrolle zu behalten und seine Ordnung wiederherzustellen.

Seine Rituale

Rituale sind Signalhandlungen, die in Konfliktsituationen auftreten und der Verständigung dienen sollen. »Ritual heißt Vorgehen nach festgelegter Ordnung. In der Soziologie bedeutet Ritual eine besondere, ausdrucksvolle und standardisierte individuelle oder kollektive Verhaltensweise. Rituale dienen in Angst- und Entscheidungsdrucksituationen oft der Verhaltensstabilisierung«, definiert Meyers Lexikon. So gesehen, entspränge das standardisierte Racheprogramm des bösen Buben einer tiefen Angst vor einer neuen Demütigung durch eine Frau. Bevor sie ihm weh tut, tut er lieber ihr weh.

Armer kleiner Junge, könnten Sie jetzt denken und tun es wahrscheinlich auch oft genug. Die Verlockung, ihn von dieser Angst zu erlösen, trifft genau auf das weibliche Helfersyndrom, und das macht einen großen Teil seiner Anziehungskraft aus. »Er braucht mich!« triumphiert die verliebte Frau und wird alles tun, damit es so bleibt.

Stimmt, er braucht die Frauen. Aber gewiß nicht als Erlöser, sondern als seinen persönlichen Fußabtreter mit Langzeitgarantie. Ihr Flor nutzt sich nie ab, denn wenn eine Frau sich nur genügend Mühe gibt, wird der böse Bube eines Tages einsehen, daß er sie wirklich braucht. Dann winkt ihr der Lohn – das symbiotische Dauerglück.

Bis dahin lebt sie von der emotionalen Sozialhilfe – zuviel zum Sterben und zuwenig zum Leben. Genau da will der böse Bube sie haben. Und er kriegt sie dahin. Schließlich hat sie gelernt zu funktionieren.

Daß sie nicht zufällig in die Fänge eines bösen Buben geraten ist, dürfte ihr hinlänglich klar sein. Je größer ihre Kindheitsdefizite und Beschädigungen sind, desto bereitwilliger reagiert sie auf seine Signale. Der Rest ist für ihn ein Kinderspiel. Die Botschaften, die er ihr durch seine Rituale vermittelt, sind ambivalent, so daß er sie in steter Unsicherheit über seine wahren Absichten und Gefühle läßt.

Die Vermutung liegt nahe, daß er über seine Gefühle selbst nicht Bescheid weiß. Er weiß nur, daß sie ihm angst machen und daher ein Risiko sind. Wer Angst hat oder unsicher ist, braucht etwas, an dem er sich festhalten kann, etwas, das ihm Halt gibt. Wer Angst vor Gefühlen hat, braucht ein starres Verhaltens-Korsett, das ihn vorm Umfallen schützt. Rituale bieten eine solche feste Ordnung, sie sind sozusagen der Bindfaden, der den bösen Buben davor schützt, sich im Labyrinth der Gefühle zu verirren. Und das ist ihre Chance. Denn an seinen Ritualen erkennt sie den bösen Buben.

Das Aufreiß-Ritual

Der böse Bube verfügt über eine relativ gut ausgeprägte Wahrnehmung. Er spürt genau, wann er vorpreschen und wann er zurückhaltend sein muß, um uns zu beeindrucken. Mühelos kann er umschalten vom sexsprühenden, scharfen Kerl auf den hilflosen kleinen Jungen, der uns braucht – nicht fürs Bett, sondern für seine arme, kleine Seele. Er weiß genau, auf welche Geschichten Frauen abfahren und serviert ihnen eine rührende Story. Nichts ist ihm zu abgeschmackt, um ihr Mitleid wachzurufen. Da gibt es die traurige Kindheit mit der Abschiebung ins Internat; oder der Vater, der einfach verschwand; gut geeignet sind auch Geldsorgen oder eine Exfrau, die ihn schmählich behandelt hat. Ebenso fasziniert sind Frauen von Geschichten über seinen Aufstieg vom armen Waisenjungen zum erfolgreichen Manager oder von der ebenso plumpen wie grandiosen Feststellung, daß ihn bisher noch keine Frau im Bett richtig zufriedenstellen konnte. Holla, wenn darauf keine Frau anspringt …

Onassis beeindruckte Jackie mit seinem Lebenslauf vom armen Griechenjungen, der barfuß lief, weil er keine Schuhe hatte, und der vom Straßenhändler zum Milliardär wurde.

Kennedy überwältigte sie mit seinen politischen Visionen und seiner festen Entschlossenheit, Präsident zu werden.

Sartre machte die Frauen schwach, indem er sich für ihr Seelenleben interessierte. So etwas hatten die wenigsten bis dahin erlebt.

Jeder böse Bube nutzt das Repertoire, das entweder direkt oder indirekt das weibliche Helfersyndrom auf den Plan ruft.

Andrea lebte mehrere Jahre in einer Wohngemeinschaft. Gregor, einer der Mitbewohner, war ein Meister im Abschleppen von Frauen. »Es war einfach unglaublich, welche Mengen von Frauen durch sein Bett gingen«, erinnert sie sich. »Zuerst taten mir die Mädels irgendwie noch leid, aber im Lauf der Zeit dachte ich nur noch: blöde Hühner.«

Andrea lernte Gregors Ritual hautnah kennen – immer dann, wenn sie morgens in der Küche ein weiteres Opfer antraf, das ihr andeutete, wie schwer es doch Gregor gehabt hätte. »Irgendwann kriegte ich die ganze Geschichte zu hören«, erzählt Andrea. Danach hatte Gregor angeblich eine schlimme Kindheit: Nicht nur, daß sich seine Eltern dauernd stritten, nein, sein Vater verschwand auch eines Tages, nicht mit einer anderen Frau, sondern mit einem Mann. »Jeder neuen Eroberung wurde es als das große Geheimnis präsentiert, das er nur ihr bisher anvertrauen konnte. Und das, obwohl er es allen erzählte, auch denen, die nur als One-night-Stand eingeplant waren. Er kriegte damit jede ins Bett. Und während die Mädels noch glaubten, sie wären diejenigen, die ihm helfen könnten, die schwere Kindheit zu vergessen, hatte er schon die nächste am Wickel. Irgendwann fragt man sich wirklich, warum wir Frauen so blöde sind.«

Das Eroberungs-Ritual

Natürlich hat jeder Mann – relativ – individuelle Methoden, eine Frau von sich zu überzeugen. Auch der böse Bube. Aber bei ihm gehört zum Eroberungs-Ritual grundsätzlich auch ein die Zielperson abwertendes Moment. Der sicherste Weg, einer arglosen Frau einen Vorgeschmack auf das zu geben, was sie in einer Beziehung mit dem bösen Buben erwartet, ist die »Heb sie auf dein Niveau/schubs sie wieder runter«-Nummer.

Jackie lernte John F. Kennedy kennen, als er mitten im Wahlkampf steckte. Er wollte Senator von Massachusetts werden. Sie trafen sich bei gemeinsamen Freunden zum Abendessen. Jackie war von ihm fasziniert. Über die Gemüseschüssel hinweg sprach John F. Kennedy sie an, und zwischen ihnen funkte es. Seinetwegen löste sie ihre Verlobung mit einem gutaussehenden, aber langweiligen jungen Bankier. Doch Kennedy vergaß sie. Ein halbes Jahr lang hörte sie nichts von ihm. Dann erinnerte er sich plötzlich wieder an sie, nur um sie nach einem erneuten Treffen gleich wieder in die Ecke zu stellen. Jackie ließ sich das gefallen. Warum? Er war dreist, grausam, unberechenbar, charmant – ihm lagen die Frauen zu Füßen. Er war der begehrteste Junggeselle des Landes. Er konnte jede Frau haben. Aber er wählte sie aus und machte ihr sogar einen Heiratsantrag. Doch vierzehn Tage vor der Hochzeit verschwand er mit einem Freund, um zwei

Wochen lang Abschied von seinem Junggesellenleben zu nehmen. Daß er sie schon vor der Ehe nach Strich und Faden betrog, kann man als ziemlich sicher annehmen. Wie fühlt man sich als Frau, wenn der Mann, der einen angeblich so liebt, daß er einen sogar heiraten will, herumhurt wie blöde? Im Freundeskreis erklärte Kennedy einmal lachend, daß er die Brüste einer Frau ihrem Verstand vorziehe. Jackie war flachbrüstig und hochintelligent. Gibt es eine gelungenere Art der Abwertung?

Spätestens hier hätte eine Frau mit intaktem Selbstwertgefühl gesagt, du kannst mich mal. Für Jackie Kennedy war diese Abwertung statt dessen die größte Herausforderung ihres Lebens. Sie saß fest am Haken des bösen Buben.

Kennedy brauchte eine Frau, die in seine Karrierepläne paßte. Liebe war ihm fremd und nicht wichtig. Auch das ist ein typisches Merkmal für den bösen Buben. Sex spielt für ihn eine übergeordnete Rolle, er hat ihn sozusagen ritualisiert. Er setzt Sex ein, um seine persönliche Ordnung wiederherzustellen.

Die Journalistin Katherine Pancol schreibt in ihrer Biographie über Jackie: John F. Kennedy »ist ein Held, attraktiv und reich. Und er verhält sich immer gleich: ist entzückt, von hübschen Mädchen umringt zu sein, aber gleichgültig. Er leiht sich her, gibt sich aber nicht hin. Und er wird sich nie ändern. Jahre später wird ihn eine sehr gute Freundin fragen: ›Bist du eigentlich je verliebt gewesen?‹ ›Nein‹, antwortet er dann. Und nach einer langen Pause: ›Aber oft interessiert ...‹« Schneller Sex war für Kennedy eine Art Lebenselixier. Vor schwierigen politischen Verhandlungen ließ er sich gern die eine oder andere Dame kommen und trieb es mit ihr – notfalls sogar im Wandschrank. Rein, raus, fertig, auf Wiedersehen, Madam, beschrieb Kennedy seinen Umgang mit Frauen. Seine Lust mußte er sofort befriedigen, Zeit nahm er sich nie. Ihn interessierte nicht die Frau, sondern die Eroberung. Katherine Pancol: »Er mag es, wenn man ihm widersteht, um diesen Widerstand zu überwinden. Er liebt die Jagd, die Verfolgung, aber das abschließende Halali, das interessierte ihn nicht mehr.«

Merken wir uns also: Zum Eroberungs-Ritual gehören folgende Komponenten:

1. Der böse Bube gibt uns zu verstehen, daß er uns will.
2. Wir gehen darauf ein.
3. Er demonstriert, daß wir nur eine von vielen sind bzw. er zieht sich abrupt zurück.
4. Wir bemühen uns/kämpfen um ihn.
5. Er schaltet auf absolute Sendepause.
6. Wir geben auf.
7. Er steht auf der Matte.
8. Wir sagen nein mit einem versteckt angedeuteten vielleicht.
9. Er bemüht sich/kämpft um uns.
10. Das Verhängnis nimmt seinen Lauf.

Dieses Ritual ist eine Art emotionaler Pas de deux und erinnert stark an die Balzrituale im Tierreich. Dort geht es auch nach einer strengen Ordnung zu, aber doch wesentlich direkter und zweckgebundener. Der Erpel hat nun mal nicht wochen- oder gar monatelang Zeit wie der böse Bube, um zu Potte zu kommen. Wenn er während der Balz mit stereotypen Bewegungen eine Art Scheinputzen beginnt und dabei seinen bunt schillernden Flügelspiegel präsentiert, signalisiert er der anvisierten

Entendame sein Interesse. Ist sie dann tatsächlich beeindruckt, wird er sie selbstverständlich nicht zurückweisen. Der Erpel ist weder ein subtiler Spieler noch ein böser Bube, er nimmt, was er vor die Flinte kriegt.

»Der Ritualisierungsprozeß zielt stets darauf ab, die Signalhandlung auffälliger zu machen«, schreibt Dierk Franck in seiner *Verhaltensbiologie*. Was also ist das auffällige Signal des bösen Buben an uns bei seinem Eroberungs-Ritual? Richtig: »Ich wähle dich aus«, sagt er, »aber eigentlich bist du es nicht wert.« Kennen wir doch irgendwie, oder?

Kommen wir nun zu einem anderen wesentlichen Ritual des bösen Buben, dem nennen wir es mal Entwertungs-Ritual. Dabei geht es darum, die Frau kleinzumachen und ihr letztes bißchen mühsam zusammengekratztes Selbstwertgefühl in Grund und Boden zu stampfen. Unser kleiner Frauenhasser braucht dieses Ritual immer dann, wenn er ernstzunehmende Gefühle für eine Frau entwickelt.

Das Entwertungs-Ritual

Als Antonia Anfang Dreißig war, lernte sie Torsten kennen. Sie hatte zwei gescheiterte längere Beziehungen hinter sich und dazwischen durchaus nicht als Kostverächterin gelebt. Sie hatte reichlich Erfahrungen mit Männern gesammelt und empfand Sex als wichtigen Bestandteil ihres Lebens. Torsten war, wie auch die anderen beiden langfristigen Beziehungen, verheiratet, aber das störte Antonia nicht. »Er war der leidenschaftlichste Mann, der mir je begegnet ist«, erzählt sie. »Er war immer scharf auf mich, und ich auf ihn. Ich brauchte nur seine Stimme am Telefon zu hören, schon konnte ich an nichts anderes mehr denken. Wir waren regelrecht süchtig nacheinander.«

Wenn sie sich zwei Tage lang nicht sahen, besser gesagt miteinander schliefen, waren sie völlig von der Rolle. Auf diesen für beide neuen Zustand reagierten sie völlig unterschiedlich. Antonia fühlte sich wie paralysiert, nichts in ihrem Leben zählte mehr außer Sex mit Torsten. Sie fühlte sich abhängig von ihm und ließ es geschehen. Torsten versuchte am Anfang ihrer Beziehung, sich zu entziehen, ließ Verabredungen platzen oder sagte sie kurzfristig ab. Doch dann war er derjenige, der es nicht aushielt. Nachts klingelte er Antonia aus dem Bett, nur um für eine halbe Stunde bei ihr zu sein.

Als er merkte, wie wichtig sie ihm wurde, fing er plötzlich an, sie als Frau in Zweifel zu ziehen. Dazu benutzte er das, was sie beide verband – Sex. So verlangte er von ihr, daß sie immer, wenn sie ausgingen, keine Unterwäsche trug. Tat sie es nicht, sagte er enttäuscht: »Du bist eben doch keine richtige Frau. Eine richtige Frau würde das für mich tun.« Oder nach einem ekstatischen Liebesakt verkündete er nachdenklich: »Du könntest die perfekte Frau sein, wenn dein Busen etwas größer wäre.«

Mit dem sicheren Instinkt des bösen Buben traf er mitten ins Schwarze. Haben wir nicht immer geahnt, daß wir keine richtige Frau sind? Wir wissen ja nicht einmal, wie eine richtige Frau ist. Wenn einer weiß, wie eine richtige Frau ist, dann ein Mann. Da ist die Kritik am Busen nur noch die letzte Bestätigung für unser Versagen. Die Ängste des kleinen Mädchens lassen uns niemals los. Die Entwertung durch den bösen Buben fällt auf fruchtbaren Boden. Und er kann sich zufrieden mit seinem Erfolg zurücklehnen.

Das Entwertungs-Ritual muß nicht immer über Sex laufen. Es funktioniert auch prächtig auf der verbalen Ebene. Wobei eine latente sexuelle Komponente grundsätzlich nicht auszuschließen ist.

Claudia trifft sich mit einem Psychologen, mit dem sie seit Jahren aus beruflichen Gründen hin und wieder zu tun hatte. Sie ist Redakteurin und bat ihn gelegentlich um Auskunft für einen Artikel. Nun endlich ergab sich die Gelegenheit zu einem lange geplanten gemeinsamen Abendessen, nachdem Hans-Peter diverse Verabredungen dazu vergessen hatte oder ihm wichtigere Termine dazwischenkamen, die ganz plötzlich unaufschiebbar waren.

Hans-Peter erzählte von dem Buch, an dem er gerade schrieb, und Claudia hörte aufmerksam zu. Dann berichtete Hans-Peter von der Trennung von seiner Frau und davon, daß er mit seinen fünfzig Jahren gern noch einmal eine neue Familie gründen würde. Claudia hörte aufmerksam zu. Nachdem sie festgestellt hatte, daß sie beide dann ja nahezu ein Jahrgang wären, fragte er sie, ob sie nicht vielleicht noch ein Kind haben wollte. »Selbst wenn ich gewollt hätte, wäre das nur unter Zugabe sämtlicher Hormone dieser Welt gegangen«, sagt Claudia. »Das kann ihm nicht verborgen geblieben sein, ich saß ihm schließlich die ganze Zeit gegenüber. Trotzdem hat er mich anscheinend überhaupt nicht wahrgenommen.«

Claudia hörte Hans-Peters Geschichten weiterhin aufmerksam zu. Stunden später endlich fragte er nach ihren Berufsplänen. Sie erzählte, daß sie ebenfalls ein Buch plane und es dafür bereits Interessenten gäbe. Hans-Peter hörte drei Sätze lang zu und erklärte ihr dann, daß der Ansatz zu ihrem Buch völlig falsch sei. Das ganze Konzept müßte umgestellt und neu überdacht werden. Wenn sie nicht klarkäme, würde er ihr selbstverständlich gern helfen, meinte er. Als Claudia ihr Konzept dennoch in Ordnung fand, fing er an, ihre Thesen massiv in Frage zu stellen. »Ich versuchte, ihm am Beispiel des Prinzen im Märchen von Aschenputtel zu erklären, wie absurd sich Männer oft verhalten«, erzählt Claudia. Ihre treffsichere und komische Analyse brachte Hans-Peter dermaßen in Wallung, daß er jeden ihrer Sätze mit einem ungeduldig-herablassenden »Och Määäädchen, och nöh« kommentierte. »Dabei drehte er den Kopf leicht zur Seite und nach unten, so wie man es bei einem unartigen oder aufsässigen Kind tut, das man als eine Zumutung empfindet. Und das ›ä‹ bei Mädchen zog er in die Länge. Wir haben uns übrigens gesiezt. Mich dann Mädchen zu titulieren, war schon dreist. Ich dachte die ganze Zeit, warum knallt der Typ so durch? Irgendwann wurde es mir zu dumm, und ich bin dann gegangen. Er brachte mich zu meinem Auto, bedankte sich überschwenglich für den unterhaltsamen Abend und fing plötzlich an, zärtlich zu werden. Da erst wurde mir klar, was den Abend über gelaufen war. Der wollte was von mir. Und offenbar ging das nur, wenn er mich vorher runtermachte.«

Hier wurden gleich zwei Rituale bedient. Hans-Peters Interesse für Claudia wird deutlich durch die zahlreichen Verabredungen, die er mit ihr trifft und die er dann platzen läßt. Die klare Zurückweisung.

Es kommt zum Treffen. Daß er sich überhaupt die Zeit für sie nimmt, müßte sie ihm hoch anrechnen. Die Signalhandlung ist: Sieh her, ich schenke dir meine kostbare Zeit und meine wertvollen Worte. Ich lasse mich herab und hole dich aus den

Niederungen deines Frauendaseins hinauf in meine Welt, an der du teilhaben darfst.

Aber Claudia ist keineswegs so dankbar, wie Hans-Peter es erwartet. Sie lehnt auch noch seine Hilfe ab und, man staune, sie glaubt gar, daß sie ohne ihn zurechtkommen könnte. Sie unterläuft seinen ersten Abwertungsversuch, also muß er massiver werden. Erst wenn er sie verbal auf Mädchengröße zurechtgestutzt hat, kann er sie aushalten. Dann ist sie keine Gefahr mehr für ihn, und dann kann er sich durchaus gefahrlosen Sex mit ihr vorstellen.

Kennedy benutzte sogar das amerikanische Volk, um Jackie gehörig eins auf die Nase zu geben, nachdem er sie mehr oder weniger freiwillig geheiratet hatte. Als der Kennedy-Clan sich darüber unterhielt, wie man die Wähler auf seine Seite bringen könnte, stellte er fest, daß Jackie zu schick und zu französisch sei. Die Biographin zitiert ihn: »Das amerikanische Volk ist noch nicht soweit, um jemanden wie dich zu verstehen, Jackie, und ich weiß nicht, was wir da machen sollen. Ich denke, wir bringen dich am besten auf unterschwellige Weise in einem dieser Fernsehspots unter, und zwar so, daß dich niemand bemerkt.« Jackie soll darauf in Tränen ausgebrochen sein.

Bedenkt man, welchen Erfolg Jackie gerade durch ihren eleganten europäischen Stil nicht nur in Amerika, sondern auf der ganzen Welt hatte und daß sie deswegen als Idol gefeiert wurde, wird einem das Ausmaß der Abwertung, die Kennedy offenbar für notwendig hielt, deutlich. Jackie hat ihm so große Angst gemacht, daß er sie am liebsten unsichtbar machen wollte. Das amerikanische Volk sollte sie nicht wahrnehmen. Aber eigentlich wollte er selbst sie wohl lieber nicht wahrnehmen.

Das Entwertungs-Ritual ist für den bösen Buben lebensnotwendig und verläuft stets nach folgendem Muster:

1. Der böse Bube will uns aus was für Gründen auch immer.
2. Wir zeigen uns von unserer besten Seite, unser Charme wirft ihn um.
3. Er kann auf gar keinen Fall zulassen, daß er uns gut findet.
4. Er will uns trotzdem.
5. Er sucht nach dem Haar in der Suppe und findet ein ganzes Büschel.
6. Er will uns noch immer.
7. Er zieht die Notbremse und macht uns klar, daß wir es nicht wert sind, von ihm ernstgenommen zu werden.
8. Wir sehen ein, daß er recht hat (im Normalfall) und fühlen uns sehr klein.
9. So will er uns und so kriegt er uns.
10. Das Verhängnis nimmt seinen Lauf.

Merke: Wer den Mechanismus des bösen Buben frühzeitig erkennt und durchschaut, nimmt spätestens nach Schritt 5 Reißaus und bringt sich in Sicherheit.

Das dritte wesentliche Ritual des bösen Buben regelt sein Verhalten, nachdem er sich für uns entschieden hat. Wie jeder Mensch sucht auch der Frauenhasser letztendlich eine glückverheißende Beziehung, nur ist es ihm nicht vergönnt, sie zuzulassen, sollte sie sich auch nur annähernd anbahnen. Das schließt selbstverständlich nicht aus, daß er sich verliebt, heiratet und

Kinder zeugt. Es schließt aber aus, daß er seine Partnerin jemals Nähe spüren läßt. Und wenn sie Purzelbäume schlägt – sie kommt nicht an ihn heran. Er hütet sein Innerstes wie einen Gral, und wehe, eine Frau kommt dem zu nahe. Dann beißt er wie ein tollwütiger Hund um sich. Er muß verletzen, um sich selbst zu schützen und die bedrohliche Nähe abzuwehren.

Das Nähe-Abwehr-Ritual

Jörn und Stefanie kannten sich seit ihrer Schulzeit. Er verliebte sich in sie, weil sie im Freundeskreis als unnahbar galt. Sie begannen eine Beziehung, doch Stefanie blieb unabhängig. Als Reisebürokauffrau war sie viel unterwegs, und wenn sie da war, hatte sie Interessantes zu erzählen. Sie fuhr einen Porsche, was in der Kleinstadt einer Sensation gleichkam. Stefanie war die Attraktion, sie hätte jeden haben können. Aber sie machte einen Fehler: Sie entschied sich für Jörn. Als er ihr einen Heiratsantrag machte, sagte sie ja.

Kaum war der Hochzeitstermin festgelegt, tauschte Jörn seinen Studienplatz im bayerischen Heimatort gegen einen in Norddeutschland und zog nach Hamburg. Dort lernte er Andrea kennen und begann ein Verhältnis mit ihr. Erst kurz vor seinem Hochzeitstermin fuhr er wieder nach Hause. Nach der Trauung und Feier kehrte er nach Hamburg zurück und machte mit Andrea da weiter, wo er vorher aufgehört hatte, ohne ihr allerdings zu sagen, daß sie es jetzt mit einem Ehemann zu tun hatte. Er suchte eine größere Wohnung, in der er mit Andrea mehr oder weniger lebte. Daß er verheiratet war, schien er völlig vergessen zu haben.

Natürlich war es nur eine Frage der Zeit, bis beide Frauen dahinterkamen, daß es sie gab. Stefanie rief bei Jörn an und hatte Andrea am Telefon. Sie verlangte, ihren Mann zu sprechen. Damit war alles klar.

Als Andrea Jörn zur Rede stellte, hatte er nicht etwa ein schlechtes Gewissen. Andrea erklärte er, daß seine Ehe nur auf dem Papier bestünde, was sie leicht glauben konnte, da er seit gut einem halben Jahr quasi mit ihr zusammenlebte. Stefanie beruhigte er, indem er drei Wochen Urlaub mit ihr machte.

Danach lief alles weiter wie vorher. Andrea hielt diesen Zustand sechs Jahre aus, ehe sie verzweifelte, Stefanie ist noch heute mit ihm verheiratet. Der böse Bube, wie er leibt und lebt. Kaum hatte er Stefanie erobert und sich emotional festgelegt, ging er fremd. Kann man eine Frau tiefer verletzen? Auch bei diesem Ritual ist die sexuelle Komponente ganz wichtig. Das Fremdgehen ist die Signalwirkung des Rituals: Sieh her, du bedeutest mir nichts, ich kann dich jederzeit durch eine beliebige andere Frau ersetzen.

Das Fremdgehen als Abwehr von Nähe ist außerordentlich praktisch, weil es klar und eindeutig ist und für sich selbst spricht. Das versteht jeder. Auch die eigene Ehefrau. Man muß nichts erklären, die Fronten sind schon klar.

Wie tief Jörns Frauenhaß sitzen mußte, belegt die Tatsache, daß er das Spiel gleich mit zwei Frauen trieb und sie dadurch, daß er Andrea bei sich wohnen ließ, zwangsläufig voneinander in Kenntnis setzte. Früher oder später mußten sie aufeinandertreffen. Er hätte mühelos die eine vor der anderen verbergen können, aber wollte er das? Nein. Für ihn war wichtig, daß beide Bescheid wußten.

Und genau das ist das Wesentliche an diesem Ritual: Nicht das Fremdgehen selbst, sondern das Wissen davon ist das angestrebte Ziel.

Der alte Kennedy, John F.s Vater, betrog seine Rose so offensichtlich, daß nicht nur sie, sondern der ganze Haushalt einschließlich der Kinder es mitbekam. Er brachte seine Freundinnen ins Haus, und während Rose mit den Kindern im Wohnzimmer zu Mittag aß, trieb er es im Schlafzimmer mit ihnen.

Der Sohn ging wenigstens außer Haus fremd, aber er machte kein Geheimnis daraus. Die Biographin: Jackie »entdeckt auch, daß er so indiskret ist, seine besten Freunde mit in seine Ausschweifungen hineinzuziehen, und daß alle anderen immer vor ihr auf dem laufenden sind. Sie hat den Eindruck, ständig ein großes Schild auf dem Rücken zu tragen, auf dem ›betrogen‹ steht. Sobald sie auf einer Soiree erscheint, betrachten sie alle Frauen mit falschem Mitleid ... Sie ist über alles im Bilde und spielt die völlig Gleichgültige.«

Auch zu diesem Ritual gehören starre, sich stets wiederholende Schritte:

1. Der böse Bube hat sich für eine Frau entschieden.
2. Diese Festlegung muß sofort relativiert werden, am besten durch Fremdgehen.
3. Die Betroffene wird durch auffälliges Verhalten/Indiskretion auf die neue Situation aufmerksam gemacht.
4. Die Betroffene reagiert zutiefst verletzt und sucht die Schuld fürs Fremdgehen bei sich.
5. Der böse Bube versichert ihr seine große Liebe.

6. Sie versucht, ihm näherzukommen, indem sie ihn »versteht«.
7. Ihr Verständnis treibt ihn umgehend in die nächsten weiblichen Arme.
8. Sie ist zutiefst verletzt – siehe Punkt 4.
9. Er kann sie wieder beruhigt lieben.
10. Das Verhängnis läuft und läuft.

Die Rituale des bösen Buben können natürlich nur funktionieren, wenn Frauen sie ahnungslos mitspielen. Da sie aber von klein auf gelernt haben, sich für eine Beziehung verantwortlich zu fühlen, werden sie stets die Schuld bei sich suchen, wenn der böse Bube fremdgeht. Er wird sie darin bestärken. Und schon sind sie im Spiel.

Die Antwort der Frauen

Natürlich finden böse-Buben-geschädigte Frauen Möglichkeiten, sich an ihm zu rächen. Nicht etwa die Scheidung, das wäre viel zu einfach und würde bedeuten, daß man mit ihm abgeschlossen hat und ihm Grenzen setzt. Nein, wir wollen keinen Frieden, wir wollen, daß er leidet, so wie wir. Auge um Auge, Zahn um Zahn. Wenn wir mit ihm nicht glücklich werden, soll er es auch nicht mit uns werden.

Frauen entwickeln Gegen-Rituale, an denen die Signalhandlung des bösen Buben abprallt wie ein Querschläger.

Als Jackie feststellte, daß sich ihr Mann nie ändern würde, beschloß sie, sich anzupassen und ganz in ihrer Ehe aufzugehen, so die Biographin. Sie wollte die untadelige Frau des begehrtesten Mannes der Welt werden. Da er ihre Intelligenz, ihren Charme und ihren Sex – außer gelegentlich zum Kinderzeugen – nicht will, wird sie zum Hauspusselchen. Sie verschwendet ihre Fähigkeiten damit, den Wohnsitz ständig neu einzurichten. »Sobald alles perfekt ist, fängt sie wieder von vorn an«, schreibt die Biographin. Später kauft sie ein Haus nach dem anderen, das sie einrichtet.

Natürlich kann das eine intelligente Frau auf Dauer nicht befriedigen. Aber sie kam aus der Böse-Buben-Falle nicht heraus. Ihre Rache bestand letztendlich darin, zickig zu werden und das Geld ihrer Männer auszugeben. Letzteres ist zumindest eine recht kostspielige Form der Rache und trifft Männer meistens hart.

Stefanie rächte sich an Jörn auf viel infamere Weise, indem sie zur hilflosen Person mutierte, an die seine Rachegelüste, sein Lebensmotor, verschwendet waren. Aus der umschwärmten, unabhängigen Porschefahrerin wurde ein kleines Frauchen, das nichts mehr allein entscheiden konnte. Zuerst schaffte Stefanie ihren Porsche ab, dann stellte sie das Autofahren ein – plötzlich wußte sie nicht mehr, wie man schaltet, und der Straßenverkehr machte ihr angst. Sie konnte sich einfach nicht mehr ans Steuer setzen. Jörn mußte sie fahren. Dann legte sie sich eine chronische Krankheit zu, zu der lebensbedrohliche Schübe gehörten.

Zwar ging Jörn nach wie vor fremd, aber wen sollte er damit bestrafen? Stefanie bestimmt nicht, sie war kein dankbares Opfer mehr. Seine Rache verpuffte in ihrer Hilflosigkeit. Sie war es, die ihn bestrafte. Er konnte sich nicht mehr entziehen, sie hatte ihm die Verantwortung für sich aufgehalst. Konnte er gehen und sie im Stich lassen? Niemals. Sein Fremdgehen aus Angst vor Nähe hatte ihm ihre ständige Nähe beschert. Ihr Ritual hieß: Du hast mich krank gemacht, du bist schuld, daß es mir schlechtgeht. So gemein können sich Frauen am bösen Buben rächen.

Verstehen wir uns richtig: Auch die Rache-Rituale der Frauen sind nicht voller Überlegung geplant, sondern entstehen unbewußt, weil es für sie keine anderen Möglichkeiten gibt, Grenzen zu setzen.

Böse-Buben-Opfer haben meistens eine lange Phase des vergeblichen Kampfes hinter sich, der sich in gegenseitigem Entziehen und Hinterherlaufen erschöpft, wobei es meistens die Frauen sind, die ihrer symbiotischen Glücksillusion hinterherhecheln. Statt einfach stehenzubleiben und den bösen Buben dadurch zur Umkehr zu zwingen, passen sie sich an, perfektionieren sich, verleugnen ihre Persönlichkeit, lassen sich kleinmachen – nur um festzustellen, daß sie trotzdem keine Nähe kriegen.

Warum Rituale so wichtig sind

Wenn wir jemanden per Handschlag begrüßen oder ein Geschäft mit Handschlag besiegeln, benutzen wir ein Ritual. Jeder weiß, was es bedeutet: Eine stillschweigende Übereinkunft, die keiner Worte bedarf, allenfalls vielleicht einer nichtssagenden begleitenden Floskel.

Wenn wir morgens aufstehen, geht es nicht ohne Ritual:

Erst Zähneputzen, dann die Dusche (oder umgekehrt), erst Kaffee kochen, dann anziehen (oder umgekehrt). Halten wir die richtige Reihenfolge aus irgendwelchen Gründen einmal nicht ein, fühlen wir uns unwohl, weil etwas nicht stimmt.

Wenn wir uns im Büro an den Schreibtisch setzen, brauchen wir ein Ritual, um mit der Arbeit anfangen zu können. Zeitung lesen, einen Kaffee holen, Bleistifte ausrichten, Computer einschalten – und zwar genau in dieser Reihenfolge.

Unser Alltag wird bestimmt von Ritualen. Sie geben uns Sicherheit. Wir müssen über bestimmte Handlungsweisen nicht nachdenken. Einmal festgelegt, sind sie immer gleich. Ein Ritual kann Trost bieten, Hilfe sein, Rettungsanker in emotionalen Untiefen bedeuten. Rituale unterliegen keinerlei Veränderungen, und das macht sie so wichtig.

Halten wir fest:

- Rituale werden nicht hinterfragt;
- Rituale können nicht variiert werden;
- rituelles Verhalten schließt Weiterentwicklung aus;
- Rituale verlangen keine persönlichen Entscheidungen;
- Rituale entlasten die Eigenverantwortung;
- Rituale sind ein Behelf, um Unsicherheiten zu umschiffen.

Wer sein Leben durch rituelles Verhalten strukturiert und festlegt, läuft niemals Gefahr, etwas verändern zu müssen. Und er muß sein eigenes Verhalten niemals in Frage stellen. Erst wenn Rituale gestört werden oder ganz wegfallen, unterliegt das Verhalten der eigenen Verantwortung, müssen selbst Entscheidungen für bestimmte Verhaltensweisen getroffen werden. Wundert es da, daß Männer außerordentlich gern an Ritualen festhalten? Erspart es ihnen doch, an ihren Beziehungen zu »arbeiten«.

Und der böse Bube? Er braucht seine Rituale wie die Luft zum Atmen. Das letzte, was er will, ist an einer Beziehung arbeiten, Verantwortung übernehmen, womöglich beziehungsfähig werden. Keine Rache mehr an Mami? Kein Haß auf Frauen? Oder, noch schlimmer, keine Angst mehr vor Nähe? Das wäre sein Ende. Beraubt der Energie, die seinen Lebensmotor zu Höchstleistungen antreibt, würde er in sich zusammenfallen wie ein Ballon ohne Helium und übrig bliebe von ihm nur eine schlaffe Hülle. Womit sollte der böse Bube sie füllen?

Warum er in jedes Bett kommt: Die Do's und Don'ts des bösen Buben

Ich brauche es jeden Tag, sonst drehe ich durch.
Franco, Ende 30, Gastwirt

Ich mache auf cool, das funktioniert immer. Eigentlich bin ich es nicht, aber ich habe es sozusagen zwangsweise verinnerlicht.
Knut, Ende 30, Fotograf

Um eine Frau nach Böse-Buben-Manier flachzulegen, ist eiserne Disziplin gefragt. Bloß keine Gier zeigen. Ein böser Bube strebt nicht sofort ins Bett. Er nimmt sich Zeit, und er überläßt immer seinem Opfer die Initiative.

Der Eroberungsfeldzug des bösen Buben erfolgt nach einem stereotypen Plan, einem ausgefuchsten Zickzackkurs, an dem eine angebaggerte Frau auf Anhieb erkennen kann, ob sie es mit einem bösen Buben zu tun hat oder nicht.

Sein kompliziertes Verhaltensmuster hat einen einfachen Sinn: Die Frau so lange weichzukochen, bis sie an nichts anderes mehr denken kann, als endlich mit ihm im Bett zu landen. Er demonstriert seinen Wert und wartet ab. Mit kleinen Häppchen füttert er sie an, bis sie sich vor Hunger nach ihm verzehrt. Und dann schnappt die Falle zu.

Verhaltenskodex böser Buben

Die Do's:

- Wichtigste Regel: Schon bei der ersten Begegnung gibt ein böser Bube seiner Begleiterin das Gefühl, eine Frau zu sein. Er muß ihr also deutlich machen, daß er mit ihr schlafen will. Dafür eignet sich ein provozierender, abtaxierender Blick zwischen Begehren, Dreistigkeit und Abwertung. Oder auch eine klare Ansage: »Ich werde mit dir schlafen.« Nicht: ich möchte. Ganz wichtig dabei: Diese Ansage muß nebenbei fallen, mitten in einem Satz, aber ohne besondere Emotion und auf gar keinen Fall von einem schmachtenden Blick begleitet. Anschließend wird sofort das Thema gewechselt. Am Ende des Abends wird der böse Bube sie nicht einmal küssen. Das stürzt sie in tiefste Zweifel: Will er nun etwas von mir oder nicht. Jede Nacht wird sie darüber grübeln.

- Ernste Gespräche sind die halbe Miete. Der böse Bube läßt eine Frau an seinem Leben teilhaben. Er vertraut sich ihr an, aber grundsätzlich nur halbherzig, indem er ihr eine seiner weichen Seiten zeigt, um ihr eine gewisse Tiefe von seinem Wesen zu vermitteln. Ziel ist es, ihr Vertrauen zu ködern. Etwas anvertraut zu bekommen läßt Frauen glauben, daß der Mann es ernst mit ihr meinen muß.

- Selbstverständlich geht ein böser Bube bei seinem Eroberungsfeldzug auf die Frau ein. Er interessiert sich für sie und schwallt sie nicht damit zu, wie er heute seinem Chef aber die Meinung gesagt hat. Er stellt ihr Fragen und hört aufmerksam zu und behält das, was sie sagt. Mann kriegt keine Frau ins Bett, wenn er den ganzen Abend davon redet, wie schwer es ist, Rasenmäher zu verkaufen oder daß er die EDV-Anlage für die gesamte Firmenbuchhaltung neu installiert hat!!!

- Der böse Bube gibt seine Telefonnummer selbstverständlich jetzt noch nicht heraus. Er läßt sich ihre geben.

- Der böse Bube wartet konsequent ab. Eine Woche vergeht, es folgt die zweite ... Dann meldet er sich bei ihr. Sie ist, wie er erwartet hat, entweder nervös und unsicher oder aufgesetzt gutgelaunt, weil er sich endlich gemeldet hat. Sie hat längst über die Auskunft seine Nummer erfragt, aber sich nicht getraut, ihn anzurufen. Er tut so, als ob sie sich erst gestern gesehen hätten und weiß noch genau, worüber sie geredet haben. Damit signalisiert er erneut sein Interesse. Die Verabredung folgt auf dem Fuße.

- Bei diesem Treffen geht es nur darum, daß er endlich zum Zuge kommt. Sie ist reif. Sein Gesprächsbeitrag ist eine einzige Anspielung darauf, daß er total geil auf sie ist. Aber auch jetzt macht er keinerlei Anstalten, sie zu berühren. Die Initiative muß von ihr ausgehen. Und sie wird. Kann sie diesen Mann, der so scharf auf sie ist, leiden lassen?

- Im Bett übernimmt er die Führung und sorgt dafür, daß es eine tolle Nacht wird. Er ist rücksichtsvoll und einfühlsam und zieht sie damit vollends auf seine Seite.

- Sie freut sich auf ein schnelles Wiedersehen. Doch er zieht sich zurück. Wenn sie ihn telefonisch erreichen kann, ist er kurz angebunden und verspricht ihr, sie zurückzurufen, ohne es jemals zu tun. Er läßt gleich ein paar Wochen verstreichen.

- Überraschend taucht er bei ihr auf. Jetzt verwöhnt er sie mit einem rührenden Geschenk wie einem altmodischen Blumenstrauß oder einem tollen Essen, meist hat das Ganze Symbolcharakter und drückt aus, daß er ihr zugehört hat.

- Eiserne Regel des bösen Buben: In den ersten drei Monaten möglichst nur drei, vier Treffen erlauben. Dann weiß sie, wie kostbar seine Nähe ist. Danach kann er es individuell nach Lust und Laune einrichten, wie oft er sie sehen will. Dabei bleibt der Grundsatz bestehen: Distanz fördert ihren Einsatz.

Die Don'ts:

- Ein böser Bube darf niemals die Kontrolle über seine Gefühle verlieren. Disziplin ist gefragt, wenn er seine Tour durchziehen will. Wenn er auf halber Strecke seine Taktik ändert, wirkt er nicht mehr souverän.

- Er darf sich nicht emotional auf eine Frau einlassen, sondern muß die Distanz zu ihrer Persönlichkeit wahren. Dadurch verliebt er sich nicht in sie. Denn wenn er an ihrer Angel zappeln würde, würde sie zuviel Oberwasser bekommen, dabei braucht er alle Fäden in seinen Händen.

- Er darf nie sein Ziel aus dem Auge verlieren: sie flachzulegen. Sonst gerät ihr gemeinsamer Talk womöglich in die falsche Richtung. Eine Frau ins Bett zu quatschen ist durchaus möglich, aber wer sich im Gespräch verausgabt, hat keine Lust mehr auf Sex.

- Er darf seine Ausstrahlung nicht verändern. Er bleibt der dynamische Lebemann mit Einsamkeitstouch. Das erleichtert sein Vorgehen und gibt ihr das Gefühl, ihn zu kennen.

- Er darf nie ihr Helfersyndrom unbedient lassen. Frauen wollen beschäftigt sein, sonst kommen sie auf komische Ideen, und schließlich sollen sie bei Fuß stehen, wenn er Bock auf sie hat. Sätze wie: »Ich will dich nicht mit meinen Problemen belasten, du kannst mir sowieso nicht helfen«, aktivieren auf der Stelle das Helfersyndrom.

- Er darf nie seine Zurückhaltung aufgeben. Denn er geht davon aus, daß eine Frau nicht merken darf, daß er hinter ihr her ist, weil sie dann das Interesse an ihm verliert.

Nun könnten brave Buben natürlich glauben, sie brauchten nur die Rituale des bösen Buben zu übernehmen, um auch in möglichst vielen Betten zu landen. Doch so einfach ist das nicht. Entweder Mann ist böse oder Mann ist es nicht. Böser Bube ist kein Job, der sich im Schnellkursus erlernen läßt. Zum Glück. Trotzdem können brave Rainers eine Menge über den Umgang mit Frauen vom Meister lernen.

Der weibliche Zwang zur Bekehrung des bösen Buben

»Ich werde Ihnen ein Kind machen, das ist es, was Sie brauchen.«
Picasso zu einer Freundin seiner Lebensgefährtin Françoise Gilot

Im Versuch, den anderen zu verändern, liegt die größte Gefahr, die eigene Entwicklung zu verpassen.
Julia Onken, Spiegelbilder

Ich werde schon einen passablen Mann aus ihm machen!

Iris war Feuer und Flamme als sie Daniel kennenlernte. Er paßte so gut zu ihr wie Rucola-Salat zu geraspeltem Parmesankäse. Sie verstanden sich auf Anhieb, nicht nur beim Essengehen, sondern überall, auch im Bett. Daniel hatte nur einen winzigen Fehler: Er liebte alte, abgewetzte Cordhosen und bequeme Sandalen, aus denen manchmal sogar noch weiße Frotteesocken hervorblitzten. Natürlich fand Iris das schrecklich. Wie konnte ein Mann so herumlaufen. Auch ihre beste Freundin Sylvie hatte sich darüber mokiert. Iris hatte nur lässig mit den Schultern gezuckt und gesagt, daß seine anderen Qualitäten seine geschmacklosen Klamotten aufwiegen würden. Aber sie hatte sich für Daniel zu Tode geschämt und sich geschworen, ihm seinen schlechten Geschmack abzugewöhnen. Sie würde schon einen attraktiven Kerl aus ihm machen.

Michelle und Manuel waren nicht nur vom Namensklang ein harmonisches Paar, auch sonst stimmte bei ihnen fast alles. In Michelles Augen hatte Manuel nur eine Macke: Er sammelte Eisenbahnen und stellte sie in drei Vitrinen in seinem Studio aus. Und nicht nur das. Er kannte alle Spezialshops, alle Herstellerfirmen, besuchte alle einschlägigen Flohmärkte von Stockholm bis Johannesburg. Er ließ sich sein Hobby viel Geld und Zeit kosten. Michelle fand das ziemlich bescheuert. Zumal er fast mehr Zeit mit seinen Loks verbrachte als mit ihr. Sie begann systematisch, ihre Wochenenden zu verplanen – mit gemeinsamen Aktionen. Wenn Manuel statt dessen lieber zu einem Sammlertreffen wollte, machte sie ihm Vorwürfe, daß er sie vernachlässigte. Meistens gab er nach, um Streit zu vermeiden.

Meike freute sich auf das Wochenende mit Tim. Sie hatten sich gerade erst kennengelernt und waren frisch verliebt. Sie hatte eingekauft und wollte am Samstag ein herrliches Essen kochen und dann ein kuscheliges Bett-Wochenende mit ihm verbringen. Doch daraus wurde nichts. Tim war mit seinen Freunden zum Fußball verabredet, wie jeden Samstag. Und danach, so erklärte er, würden sie noch einen Zug durch die Gemeinde machen, das sei Tradition. Am nächsten Samstag ging Meike mit ins Stadion und lernte Tims Kumpel kennen. Sie brauchte nur knapp zehn Minuten, dann stand für sie fest, daß es alles Idioten waren. Und sie begann umgehend, Tim davon zu überzeugen, daß diese Männer kein Umgang für ihn wären und schleppte ihn mit in ihren Tennisclub.

Wohlgemerkt: Daniel, Manuel und Tim sind keine bösen Buben. Sie sind gute, brave, »normale« Männer, die durchaus zufrieden mit ihrem Leben waren – bis ihre Freundinnen anfingen, sie umzukrempeln. Man muß es leider sagen: Frauen haben grundsätzlich bei jedem Mann den Zwang zur Bekehrung. Denn an jedem Mann gibt es schließlich irgend etwas auszusetzen.

Unser Perfektionismus zwingt uns dazu, den Mann an unserer Seite nicht so zu lieben, wie er ist. Wir wollen ja nicht irgendeinen Mann lieben, sondern einen zum Vorzeigen. Wir wollen auf gar keinen Fall den Spatz in der Hand, sondern selbstverständlich die Taube auf dem Dach. Wir wollen stolz sein auf den Mann an unserer Seite, denn das füttert unser unterernährtes Selbstwertgefühl. Und das ist erst satt, wenn wir den idealen

Mann gefunden haben – den, der uns für immer glücklich macht, und zwar rund um die Uhr.

Idealvorstellungen haben ja durchaus ihren Sinn. Sie treiben uns voran, zeigen uns Ziele auf, und sie helfen uns, unangenehme Zustände auch als solche zu erkennen. Aber Ideale bergen die Gefahr, daß die Latte zu hoch gehängt wird. Unsere Idealvorstellungen gaukeln uns vor, daß es in einer Partnerschaft das nie enden wollende Glück geben könnte, und dadurch verderben sie uns die Realität.

Daniel, Manuel und Tim sind verliebt in Iris, Michelle und Meike, und solange sie es sind, werden sie um des lieben Friedens willen durchaus bereit sein, etwas zu verändern. Trotzdem: Sie werden immer wieder in ihre gewohnten Verhaltensmuster zurückfallen. Daniel liebt nun mal Wollmäuse auf der Hose, und Manuel kann es nicht lassen, nach neuen Mini-Eisenbahnen herumzustöbern, genauso wie Tim immer wieder das Volksparkstadion betreten wird.

Die kleinen Etappensiege, die Frauen erreichen, werden irgendwann immer vom großen Frust eingeholt. Schon die Zähmung eines braven Buben ist zum Scheitern verurteilt und kostet jede Menge unnötige Energie, weil sie nichts weiter als ein Herumdoktern an den Symptomen ist. Das immerwährende gemeinsame Glück ist und bleibt die Quadratur des Kreises. Und die gibt es nun mal nicht.

Dabei wäre es so einfach, den Partner nicht als ideale, symbiotische Ergänzung, sondern als autonomen Menschen wahrzunehmen, der bestenfalls das Leben bereichern kann. Aber dazu würde gehören, die Bedürfnisse des anderen zu akzeptieren. Wir hätten dann auch endlich die Möglichkeit, unseren eigenen Bedürfnissen und Defiziten auf die Spur zu kommen.

Warum ist Michelle eifersüchtig auf Manuels Hobby? Hat sie nichts Eigenes, das sie ausfüllt? Warum soll er das, was ihm wichtig ist, für sie aufgeben? Damit sie das Wichtigste für ihn ist?

Und Meike? Warum glaubt sie, daß ihre Tennisfreunde besser sind? Muß sie sich selbst aufwerten? Warum ist für Iris das Äußere von Daniel, die Fassade, so wichtig? Könnte es nicht sein, daß der Wunsch, den anderen zu verändern, wieder einmal eine kleine Projektion ist, der wir da auf die Schliche kommen? Also: Wer ständig nur am anderen herummäkelt, verschenkt die Zeit für das eigene Wachstum.

Wer zähmt eigentlich wen?

Brave Buben beschäftigen sich unaufgefordert nicht mit der komplizierten Psyche von Frauen. Es interessiert sie nicht sonderlich, was sich Frauen vorstellen, was sie sich wünschen und womit sie sich aus der Fassung bringen lassen. Wenn sie jemand fragt, wie ihre Beziehung aussehen sollte, müßten sie erst mal lange nachdenken, bevor der meistgenannte Standardsatz fällt, der nichts weiter aussagt, als daß eine Beziehung klappen muß. Mehr fällt ihnen dazu in der Regel nicht ein.

Anders der böse Bube. Er ist ein Frauenkenner. Und er interessiert sich für Frauen. Nicht, daß jetzt Mißverständnisse aufkommen, er interessiert sich nicht für Frauen, um ihnen Gutes zu tun, sondern für seine eigenen Zwecke. Eine gutaussehende

Frau bringt ihn in Stimmung, eine intelligente spornt ihn an. Kurz, er braucht die Frauen, um sich als Mann zu fühlen.

Im Gegensatz zum braven Buben hat der böse Bube deshalb genaue Vorstellungen von einer idealen Frau und der idealen Beziehung, die er mit seiner Idealfrau verwirklichen möchte. Die Frau, die sich mit ihm einläßt, ist also nicht die einzige, die eine Idealvorstellung von ihrer zukünftigen Beziehung im Kopf hat.

Der böse Bube gibt unmißverständlich zu verstehen, was ihm gefällt und was er nicht mag. Die Frau an seiner Seite weiß daher immer, wie sie sein müßte, um ihn glücklich zu machen. Leider schafft sie es niemals, denn kaum ist sie grün, viereckig und weich, will er sie rot, rund und hart. Um in den Augen eines bösen Buben bestehen zu können, müßte sie eine perfekte Anpassungskünstlerin sein. Und da tut sich die nächste Falle des bösen Buben auf: Bevor er sich von uns zähmen läßt, hat er uns längst gezähmt. Wir lassen uns den Ring durch die Nase ziehen und tanzen nach seiner Melodie, bevor wir es überhaupt merken.

Bei der Zähmung des braven Buben setzen wir unseren Perfektionismus ungebremst und sinnloserweise dafür ein, ihn zu ändern. An der Seite des bösen Buben setzen wir unseren Perfektionismus genauso sinnlos dafür ein, uns an seine Idealvorstellung anzupassen.

Der böse Bube schlüpft, salopp ausgedrückt, in die Rolle der Mutter. Nur daß sich seine Erwartungen ziemlich deutlich von denen einer Mutter unterscheiden. Um Mami zu gefallen, mußte sie brav, lieb und angepaßt sein. Nun muß sie toll aussehen, intelligent sein, selbstbewußt auftreten. Der entscheidende Unterschied zwischen einer Mutter und dem bösen Buben ist nicht nur, daß er einen Penis hat, sondern auch die Tatsache, daß Mama ihre Tochter nicht gegen eine Bessere eintauschen konnte. Er kann es. Deshalb hält er immer Ausschau nach einer wirklich idealen Frau. Zumindest läßt er uns gern in dem Glauben, daß er sie mühelos finden kann.

Denn was sie auch tut, um ihm zu gefallen, sie wird nie Erfolg haben. Der erfahrene Rächer ist genausowenig zufriedenzustellen wie Mama damals. Denn das einzig Beständige an seinen Idealvorstellungen ist ihr ständiger Wandel. Sie wird deshalb das von ihm gesteckte Ziel niemals erreichen.

Auch seine Zähmung ist übrigens zum Scheitern verurteilt, denn die Frau an seiner Seite wird nicht jünger, hübscher und intelligenter, sondern älter, unsicherer und deprimierter. Aus der unbekümmerten, abenteuerlustigen Frau ist ein tränenüberströmtes Nervenbündel geworden. Seine Enttäuschung und Wut darüber ist ihm anzusehen, und irgendwann wird er sie finden: Die nächste Frau. Und das Spiel beginnt von vorn. Sein unbewußtes Ziel, die Rache, hat er allerdings bestens umgesetzt.

Ich weiß, daß er mich braucht

Der Anfang ihrer Beziehung erschien Katie unglaublich intensiv. Die beiden lernten sich auf einem Straßenfest kennen, und es funkte sofort. Hendrik, ein selbständiger Filmproduzent, steckte in Geldschwierigkeiten. Ein Auftraggeber hatte ihn brutal über den Tisch gezogen. Dann folgte eine horrende Steuernachzahlung. Finanziell war er am Ende. Ihm drohte der Konkurs. Statt das Fest zu genießen, saßen sie bis zum Sonnenaufgang auf einem Hydranten und redeten und redeten.

Katie ist Ärztin. Sie hat keinen Bombenjob bekommen, aber sie kann mit ihrem Geld haushalten. Hendrik ging es emotional und finanziell so schlecht, daß er sich am nächsten Tag bei Katie in der Wohnung versteckte, um vor seinen Schuldnern sicher zu sein. Nächtelang redeten sie über seine Geldsorgen, liebten sich, ließen sich Sushi kommen und tranken Champagner. Der Kontrast war aufregend.

Katie nahm sich Urlaub, weil sie ihm helfen wollte und weil sie nach ihren nächtlichen Marathons kräftemäßig total am Ende war. Natürlich ruhte sie sich nicht aus. Sie erkundigte sich überall, was sie tun könnte, um sein finanzielles Desaster aufzuhalten. Sie fand auch ein paar durchaus praktikable Lösungen. Dabei suchte sie nicht nur nach geeigneten Umschuldungsmöglichkeiten, sondern akquirierte sogar noch einen Kunden für ihn. Anfangs dachte sie, daß sie seine Probleme rasch in den Griff bekommen würde. Sie glaubte, ihn mit Liebe und Intelligenz aus seiner Misere retten zu können. Danach würde dem gemeinsamen Start ins Glück nichts mehr im Weg stehen. Nur dieses eine Ziel mußte sie erreichen.

Er ging weder zur Schuldenberatung noch kümmerte er sich um den neuen Kunden. Auch das Geld, das sie ihm bereitwillig gab, versackte oft genug in dunklen Quellen, oder er nutzte es für Kurztrips durch die ganze Welt, um mit angeblich wichtigen Leuten zu sprechen. Klar, daß sie nicht mitfahren konnte. Das wäre zu teuer geworden. Wenn er ausnahmsweise mal einen Gläubiger bediente, tauchten sofort neue auf. Die anfängliche Stärke, die sie Hendriks Situation gegenüber empfunden hatte, löste sich in Luft auf. Sie war nicht mehr überzeugt davon, daß sie sein Problem rasch lösen könnte.

»Warum macht er das? dachte ich verzweifelt. Ich hatte

doch alles so gut vorbereitet. Er hätte doch wissen müssen, daß er so nicht weitermachen konnte …?«

Immer öfter wurde Katie sauer, und immer öfter wich Hendrik ihr aus. Bald ging er jede Nacht mit irgendwelchen Leuten auf die Piste. Katie kannte seine Wirkung auf Frauen, und sie wußte auch, daß er kein Kostverächter war. Er schlief immer seltener mit ihr, und wenn, war er nicht mehr der gute Liebhaber von früher. Ihre Eifersucht machte ihn rasend. Denn sie hatte seiner Meinung nach keinen Grund dazu. Deshalb bemühte sie sich, seinen Freiheitsdrang zu verstehen. Sie gab nicht ihm, sondern sich selbst die Schuld an ihren Wutausbrüchen.

Nachts konnte sie nicht schlafen, wenn sie auf Hendrik wartete. Morgens fühlte sie sich meist wie zerschlagen.

Er lieh sich immer noch regelmäßig Geld bei ihr, und sie gab es ihm. Doch er dankte ihr nie, sondern warf ihr vor, daß sie in kleinkarierten Dimensionen denken würde, wenn sie es ihm nur zögernd gab.

Dann stand plötzlich seine Exfreundin wieder auf der Matte. Ihre ständigen Anrufe und seine verändert fröhliche Stimme, wenn er mit ihr redete, riefen Katies Eifersucht auf den Plan. »Ich glaubte, er schläft wieder mit ihr«, spekulierte sie, obwohl er es vehement abstritt. Erst später gab er es zu.

Als Hendrik eines Morgens nach Hause kam, war er wie verwandelt. Er hatte sich nicht betrunken, sondern wirkte entspannt und glücklich. Er liebte Katie zärtlich und voller Leidenschaft, so wie in den ersten Wochen. Danach erst erfuhr sie den Grund für seinen Stimmungswechsel. Seine Exfreundin wollte in seine Firma einsteigen. Sie würde in Zukunft in seinen Räumen mitarbeiten.

Sein Finanzproblem war jetzt nicht mehr Katies Aufgabe.

Das hatte anscheinend die Exfreundin übernommen. Von nun an jettete er mit ihr durch die Welt. Katie hatte dadurch ein neues Ziel bekommen. Wie wurde sie die Exfreundin los?

Fortan widmete sie sich dieser Aufgabe. Seine Exfreundin wurde mal hier ein bißchen angeschwärzt, dort ein wenig abfällig behandelt. Aber Katie redete nie Klartext mit ihm. Sie war zu stolz, um zuzugeben, wie sehr er sie verletzte.

Im Bett lief nichts mehr. Hendrik schlief nicht mehr mit ihr. Dafür aber wieder mit seiner Exfreundin. Das wußte sie durch ihre Spionagetätigkeit von der Straße ins hellerleuchtete Schlafzimmerfenster der Rivalin.

Doch nach einem halben Jahr hatte nicht Hendrik, sondern seine Ex genug von ihm. Katie hatte ihn wieder ganz für sich. Sie merkte, daß sie ihr Ziel zwar erreicht hatte, aber alles andere beim alten geblieben war.

Hendrik zog nachts wieder um die Häuser und buchte Trips nach Kalifornien, um am Markt präsent zu sein. Inzwischen hatte sich die ehemals selbstbewußte Katie in ein Nervenbündel verwandelt. Denn neben seinen nächtlichen Seitensprüngen meldeten sich auch viele seiner geprellten Kunden bei ihr, die sich per Post oder Telefon beschwerten. Einmal ging sie nach einem solchen Anruf nachts in Hendriks Stammkneipe, zerrte ihn auf die Straße und machte ihm wüste Vorhaltungen. Hinterher war ihr die Aktion schrecklich peinlich.

Beim nächsten Verzweiflungsausbruch kam es zu Handgreiflichkeiten. Danach reichte es ihr endgültig. Sie wußte, daß sie so nicht weitermachen konnte. Sie war nicht mehr sie selbst. Diese verzweifelte, depressive, hysterische, nach Sex hungernde Person hatte nichts mit ihr zu tun. Sie hatte sich verloren.

Obwohl sie Hendrik bis zum Erbrechen satt hatte, fiel es

ihr unendlich schwer, ihn rauszuwerfen. Sie fühlte sich hinterher wie amputiert.

Machen wir uns nichts vor: Der böse Bube findet sofort Ersatz für uns. Und wieder pflastert eine beziehungsgeschädigte Leiche seinen Weg.

Wie konnte das passieren? Ganz einfach: Die Entscheidung für eine Beziehung mit einem bösen Buben ist verlockend. Denn er nimmt ihr alle weiteren Entscheidungen ab. Sie braucht ihr eigenes Leben nicht mehr in die Hand zu nehmen. Von jetzt an wird sie nur noch auf ihn reagieren. Sie will seinen hohen Anforderungen entsprechen, und ohne es zu merken, gerät sie in seine Zähmungsfalle. Während sie noch glaubt, alles unter Kontrolle zu haben – schließlich braucht er sie, denn sie ist die einzige, die ihn versteht, die ihm helfen kann, auf die er sich verlassen kann –, hat er sie schon längst im Griff. Ihr selbstbestimmtes Leben wird es nicht mehr geben, denn ihre Aufgabe heißt fortan Beziehungsarbeit!

Es ist die Wiederholung unseres alten Kindheitsmusters. Ein kleines Mädchen weiß ja, daß es nur gefällt, wenn es das Richtige tut oder sagt. Also bemühen wir uns jetzt, das Richtige für den bösen Buben zu tun, um seinem Ideal nahezukommen. Denn dann haben wir es geschafft: Er gehört uns!

Statt Zähmung Anpassung

Mein Leben mit Picasso heißt das Buch, in dem Françoise Gilot, die langjährige Lebensgefährtin des berühmten Malers, dem Autor Carlton Lake schilderte, wie sie in die Fänge eines bösen Buben geriet. Sie lernte den sechzigjährigen Picasso 1943 im Alter von einundzwanzig Jahren kennen und verließ ihn zehn Jahre später.

Warum Françoise Gilot sich auf ein Verhältnis mit einem fast vierzig Jahre älteren Mann einließ, hat vermutlich viel mit ihrem Vater zu tun: »Mein Vater hatte vier Schwestern, und seine Mutter wurde Witwe, als er fünfzehn Jahre alt war. Er muß die Frauen satt gehabt haben. Als er heiratete, gebar meine Mutter ihm nur ein einziges Kind. Er warf mir oft vor, daß ich kein Junge war. Ich wurde wie ein Junge gekleidet, mein Haar war kurz geschnitten zu einer Zeit, als das in unseren Kreisen nicht üblich war. Mein Vater überwachte meinen Unterricht und bestand darauf, daß ich mich sportlich betätigte. Ich mußte Prüfungen ablegen wie ein Junge, auch laufen und springen wie ein Junge. Darauf legte er Wert... Ganz allein auf einem Segelschiff, dann und nur dann gelang es meinem Vater und mir, miteinander auszukommen.«

Der begehrende Blick des Vaters kann unter diesen Umständen wohl kaum auf sie gefallen sein. Der Mann wollte einen Sohn, die Tochter nahm er nur wahr, wenn sie sich seinen Wünschen anpaßte und Leistung brachte. Der damals sechzigjährige Picasso nahm sie wahr und schenkte ihr diesen Blick. Er war offenbar von der jungenhaften, intellektuellen Person ohne die übliche weibliche Koketterie fasziniert. Und Françoise Gilot von ihm.

»Als ich Pablo begegnete, wußte ich, daß hier etwas war, das stärker war als ich, etwas, woran ich meine Kräfte erproben konnte. Diese Vorstellung war manchmal schwindelerregend, doch selbst Angst kann eine köstliche Empfindung sein. Obwohl der Kampf zwischen uns so ungleich war, daß ich ein arges Fiasko riskierte, empfand ich ihn deshalb doch als Herausforderung, der ich mich nicht entziehen mochte.«

Anfangs war sie überzeugt, ihre Unabhängigkeit gegenüber Picasso behaupten zu können. Als er eine Freundin von ihr verbal grob sexuell belästigte (»Ich werde Ihnen ein Kind machen, das ist es, was Sie brauchen.«), stellte sie ihn zur Rede und drohte an, zusammen mit der Freundin zu gehen. Er bat sie zu bleiben, und Françoise hatte das Gefühl, gesiegt zu haben. In Wirklichkeit hatte Picasso sie manipuliert, denn sein Ziel war es gewesen, auf diese Weise die Freundin, die ihn störte, loszuwerden. Françoise hatte sein Spiel zwar durchschaut, aber er hat trotzdem die Partie gewonnen. Denn die Freundin, die Françoise gern dabeigehabt hätte, war seinetwegen abgereist.

Picasso hielt Françoise die ganzen zehn Jahre ihrer Beziehung mit seinen Manipulationen in Atem. Und er schien Freude daran zu haben, sie zu quälen.

Einmal waren die beiden zusammen in seiner Bank. »Ich glaube, es gefällt dir hier nicht!« sagte Pablo. Françoise antwortete, daß sie gegen Banken allergisch sei. »Schön«, meinte er, »wenn du diese Dinge verabscheust, werde ich dich meine Papiere und Geldangelegenheiten verwalten lassen. Menschen, die solche Dinge nicht mögen, beherrschen sie im allgemeinen sehr gut.«

Picasso beharrte darauf, und sie übernahm diese Pflicht.

Später nahmen ihre Aufgaben so zu, daß er allein verreisen konnte, während sie rund um die Uhr beschäftigt war.

Doch am besten konnte er sie umerziehen, wenn er mit anderen Frauen drohte. Doch wenn er sie am Anfang ihrer Beziehung noch nicht betrog, das kam erst später, schwärmte er ihr unentwegt von anderen Frauen vor. So schwelgte er zum Beispiel in Erinnerungen an eine von Françoises Vorgängerinnen, Marie-Thérèse Walter. Sie hatte Picasso mit ihrer äußerst anschmiegsamen, weiblichen Art verführt.

»Pablo las mir die innigsten Stellen aus Marie-Thérèses Briefen vor, seufzte dann tief und sagte: ›Irgendwie kann ich mir nicht vorstellen, daß du mir solche Briefe schreiben würdest.‹« Françoise bestätigte das. Woraufhin er ihr sagte, daß sie eben keine reife Frau sei, sondern (nur) ein Mädchen.

Es war eine direkte Absage an Françoise Gilot. So wie sie war – kühl, unabhängig, eckig –, gefiel sie ihm plötzlich nicht mehr. Nun wollte er sie, deren Jungenhaftigkeit ihn ursprünglich angezogen hatte, weiblich. Und wann ist eine Frau am weiblichsten? Richtig, wenn sie schwanger ist. Also entschied Picasso, Françoise zu schwängern, um aus ihr eine Frau zu machen, wie er es nannte. Natürlich würde sie dann auch automatisch glücklicher sein und nicht mehr so unzufrieden.

Françoise wollte kein Kind, sie wollte malen. Aber sie wollte auch Picasso nicht verlieren. Und den behielt sie nur, wenn sie sich änderte und glücklich wurde. Also änderte sie ihre Pläne und ließ sich ein Kind machen, damit sie seinen Idealvorstellungen von einer Frau entsprach.

Natürlich funktionierte das nicht, und sie wurde bald genauso unzufrieden wie vorher. Da griff Picasso erneut auf das alte Rezept zurück, und diesmal bekam Françoise die Tochter Paloma.

Nun hatte Picasso seine weibliche Frau, aber er wäre kein böser Bube gewesen, wenn ihm das gefallen hätte. Im Gegenteil, ihre neue Anhänglichkeit nervte ihn bis zum Abwinken.

»Er richtete körperlich und geistig eine Mauer zwischen uns auf. Zuerst konnte ich nicht glauben, daß er wirklich nichts mehr von mir wissen wollte, während ich gerade alles daransetzte, ihm besonders nahe zu kommen. Doch ich war nicht aufdringlich genug, um ihm Erklärungen für sein Verhalten abfordern zu wollen, und mein Stolz erlaubte mir nicht, mich ihm an den Hals zu werfen, wie das Frauen im allgemeinen können, wenn sie fühlen, daß das Interesse des Mannes erlahmt.«

Françoise Gilot saß in der Falle. Ihm zuliebe hatte sie Kinder bekommen, ihm zuliebe hatte sie sich in die Rolle der Mutter und Hausfrau drängen lassen. Und trotzdem wandte er sich von ihr ab. Sie begriff nicht, daß er es gerade deswegen tat.

Ihr Biograph zitiert sie so: »Ich hatte von Anfang an gewußt, daß das, was ihn vor allem zu mir hinzog, mein Intellekt war und meine offene, fast jungenhafte Art, mich zu benehmen – mit einem Wort, gerade mein Mangel an dem, was man weibliche Eigenschaften nennt. Und doch – er hatte darauf bestanden, daß ich Kinder bekam, weil ich nicht weiblich genug war. Nun hatte ich sie und war auch gewiß weiblicher und mütterlicher geworden, und es stellte sich heraus, daß es ihm gleichgültig war, er hatte diese Wandlung meines Wesens zuwege gebracht, und jetzt, da er sein Ziel erreicht hatte, tat er so, als gehe ihn das nichts mehr an. Bis dahin hatte ich nie die Art Bitterkeit gefühlt … nun aber fing ich an, bitter zu werden.«

Françoise Gilot liebte Picasso mehr als irgendeinen Menschen auf der Welt, und sie hatte schreckliche Angst, ihn zu verlieren. Deshalb ließ sie sich auf seine ständigen Forderungen ein. Doch ihre Form der Anpassung, männliche Distanziertheit in weibliche Anhänglichkeit zu verwandeln, führte zur Trennung. Im Vergleich zu den anderen Frauen an Picassos Seite kam sie dennoch einigermaßen »heil« aus der Beziehung heraus, weil sie von sich aus den Absprung schaffte und nicht darauf wartete, abserviert zu werden.

Den Zähmungsversuch des bösen Buben mit völliger Selbstaufgabe zu beantworten, ist das Schlimmste, was einer Frau passieren kann: »Ich habe doch alles getan, was du wolltest … Ich kann jetzt einfach nicht mehr … bitte verlaß mich nicht, sondern hilf mir.« Das treibt ihn garantiert und ohne Mitleid in die Flucht.

Der ganz normale Größenwahn des bösen Buben

Simone de Beauvoir war als junge Frau von Anfang Zwanzig verrückt nach dem Körper des knapp drei Jahre älteren Jean-Paul Sartre. Ihrer Biographin Deirdre Bair erzählte sie, daß sie eine längere Trennung in diesem Alter von Jean-Paul, er arbeitete in Le Havre, sie als Lehrerin in Marseille, körperlich kaum ertragen konnte. »Es war die unglücklichste Phase meines Lebens. Ich wollte Sartre nicht verlassen, den ich leidenschaftlich liebte und verehrte. Ich wollte immer bei ihm bleiben …«

Während sie sich derart nach ihm verzehrte, hegte und

pflegte er sein Ego mit anderen Frauen, von denen er Simone gern in aller Ausführlichkeit schrieb.

»Er war so rührend und unschuldig und hatte oft selber Mitleid mit den Mädchen, mit denen er sich nebenbei noch einließ. Ich glaube, ich hatte immer Angst, daß er eines Tages auf die Tränen dieser dummen Dinger hereinfallen würde, weil er so sentimental war. Das klingt, als ob ich Sartre nicht vertraut hätte, aber mir konnte ich ja auch nicht vertrauen, und daher projizierte ich meine Ängste auf ihn und auf das, was ihm widerfahren könnte.«

Häh? Ihm taten die Mädels leid! Der Gute! Wo er doch wirklich nichts dafür konnte, daß er so ein Schwein war. Die armen kleinen Dummerchen, sie hätten doch aber auch wissen müssen, daß ein Gott wie er nicht einer allein gehören kann. Und du, Simone, hast du es auch gewußt?

Die Beauvoir war kein Dummerchen und hat sich trotzdem ihr Leben lang auf Sartres Spiele eingelassen, hechelte mit hängender Zunge hinter seinen Erwartungen her – immer bemüht, sie als ihre eigenen, freiwilligen Entscheidungen zu verkaufen. Er wollte sie als Kumpel, dem er seine Liebesabenteuer brühwarm schildern konnte? Also las sie seine »widerlich detaillierten« Ergüsse und kommentierte sie wie gewünscht. Er interessierte sich nicht für ihre Arbeit? Also behelligte sie ihn damit nicht, kein Problem. Er brauchte literarische Hilfestellung? Also legte sie ihre Arbeit beiseite, klar doch. Sie wollte mit ihm über starke Frauenfiguren in Romanen und deren schmerzliche Selbsterkenntnisprozesse reden? Er hielt die Frauen, die sie interessant fand, für sexuell unreif und politisch unmöglich. Noch Fragen?

Als Simone de Beauvoir später immer mehr publizierte, war es für sie normal, einen Großteil ihrer Zeit damit zu verbringen, seine Texte kritisch zu lesen und ihm weiterzuhelfen, während sie es akzeptierte, daß er ihren Texten längst nicht die gleiche Aufmerksamkeit schenkte, sondern sie flüchtig am Abend durchging. Sie erklärte dies allen Ernstes so: »Sein Werk war wichtiger als das meine. Ich hatte begriffen, daß er viel kreativer war als ich, und natürlich ordnete ich mich ihm deshalb unter und stellte meine Arbeit hintenan. Es wäre ja dumm gewesen, es nicht zu tun.« Was soll man dazu sagen? Am besten gar nichts.

Als er ihr während ihrer ersten längeren räumlichen Trennung seine Arbeiten zuschickte, befiel sie plötzlich die Angst, daß sie ihn verlieren würde, wenn sie nicht auch publizierte. Also fing sie wieder an zu schreiben … Die Vorstellung, daß ihre Arbeiten womöglich nur entstanden sein könnten, weil sie Angst hatte, Sartre zu verlieren, und nicht, weil es ihr um ihr Werk ging, dürfte nicht nur so manche Emanzen-Seele zutiefst erschrecken.

Wieder paßte sich die Frau an, weil es der böse Bube von ihr erwartete. Der Mechanismus ist simpel genug: Er kommt ihr immer zuvor, weil sie seiner drohenden Gleichgültigkeit nicht gewachsen ist. Die Ausgangssituation hat vom ersten Augenblick an ihre Niederlage besiegelt, denn sie ist davon abhängig, von ihm begehrt zu werden, und wird alles tun, um ihm für den Rest ihrer gemeinsamen Zeit zu gefallen. Während er nur so lange bei ihr bleibt, wie sie ihm nützlich sein kann für seine Rache an der Mutter. Die Crux ist nur: Je mehr sie sich anpaßt, desto uninteressanter wird sie.

Merke: Die Hoffnung auf eine gelungene Zähmung des bösen Buben ist nichts weiter als pure Augenwischerei. Selbst kluge Frauen werden nicht dazu kommen, das Zaumzeug aus dem Schrank zu holen. Und daran wird sich auch nichts ändern, wenn er hundert Jahre alt werden sollte.

Die rauhe Wirklichkeit

»Was mich an Deinem Brief am meisten freut, ist das Geständnis, daß Du gerne für mich die Schwammerl gekocht hast und Dich jetzt noch gerne daran erinnerst.«

Albert Einstein, noch verheiratet, an seine spätere zweite Frau Elsa

Eine der großen Herausforderungen für jeden Mann ist es, eine Frau richtig zu verstehen und zu unterstützen, wenn sie über ihre Gefühle spricht.

John Gray, Männer sind anders. Frauen auch

Frauen, das muß leider gesagt werden, haben die begnadete Fähigkeit, auch die schlimmsten Realitäten zu verdrängen, wenn sie ihnen gerade nicht in den Kram passen. Rücksichtslos gegen sich selbst machen sie von diesem Talent Gebrauch. Daß der böse Bube davon profitiert, liegt auf der Hand. Ihm kann nichts Besseres passieren, als daß eine Frau verdrängenden Auges in das Unglück rennt, das er für sie bereithält.

Es ist schon erstaunlich, daß es selbst vernünftigen, unromantisch veranlagten Frauen heute noch gelingt, sich allen Ernstes weiszumachen, daß sie den bösen Buben ändern können. Selbstverständlich wissen sie genau, daß alle anderen Frauen an einer solchen Aufgabe scheitern, ja, sie halten Frauen, die es versuchen wollen, für nachgerade schwachsinnig. Aber ihnen wird dieses Wunder gelingen. Sie sind die Ausnahme, denn er wird sie, im Gegensatz zu den anderen Frauen, lieben. Er mag zwar hin und wieder andere Frauen haben, aber wer will da kleinlich sein, solange er zurückkommt und bleibt? Das ist der Lohn, den er ihnen in Aussicht stellt. Außerdem, wenn erst mal Kinder da sind, wird er schon ruhiger werden, man wird schon einen brauchbaren Familienvater aus ihm machen. Man muß ihn eben ein klitzekleines bißchen erziehen.

Natürlich helfen solche Illusionen, die rauhe Wirklichkeit zu ertragen. Interessant ist daran nur, daß unser Verdrängungsmechanismus so perfekt funktioniert und durch jedes – vorübergehende – Zugeständnis vom bösen Buben wieder neu gefüttert wird nach dem Motto: Es lohnt sich doch! Selten können Illusionen trostreicher sein als in einer Beziehung mit einem bösen Buben.

Kerstin kannte Olivers Ruf als Macho. Im Freundeskreis spöttelte sie gern über die Frauen, die reihenweise auf ihn hereinfielen und todunglücklich waren, und ihm zeigte sie deutlich, was sie von ihm hielt. Nur etwas irritierte sie schon: Daß er es nie bei ihr versuchte. Wieso nicht, fragte sie sich manchmal. Stimmte etwas nicht mit ihr? Natürlich machte sie sein Image als Weiberheld auch neugierig. Was sollte ihr schon passieren, sagte sie sich, solange sie ihre Gefühle unter Kontrolle hielt. Warum nicht mal ausprobieren, was an ihm dran ist und ihn dann stehenlassen? Ihn so behandeln, wie er die Frauen behandelte?

Nach einem Essen bei Freunden richtete es Kerstin so ein, daß sie und Oliver als letzte gingen. Bereitwillig ließ er sich zu einem Kaffee bei ihr überreden. Kerstin sorgte für leise Musik, Kerzenschein und Wein und harrte der Dinge, die kommen sollten. Deutlichere Zeichen konnte sie schließlich nicht geben. Doch nichts passierte. Obwohl eine hocherotische Spannung zwischen ihnen herrschte, rückte Oliver keinen Zentimeter näher, machte keinerlei Anstalten, sie zu verführen. Kerstin wurde immer nervöser und unsicherer. Verdammt, warum konnte er nicht das tun, was von ihm erwartet wurde?

Kerstin hielt seine Passivität nicht mehr aus. Fand er sie nicht attraktiv genug? Sie mußte es wissen. Also tat sie das, was sie bei anderen Frauen immer verabscheut hatte: Sie warf sich ihm quasi vor die Füße, ein flehendes »nimm mich doch endlich« in den Augen. Aber er nahm sie nicht, sie mußte sich nehmen, was sie wollte. Nicht er war der Eroberer, sondern sie. Seine Passivität trieb sie zu Dingen, die sie sich selbst nie zugetraut hätte. Als er am Morgen ging, war sie völlig fertig. Er hatte weder gesagt »es war schön mit dir«, noch »ich melde mich«

noch hatte er ihr seine Telefonnummer gegeben. Damit hätte sie umgehen können.

Drei Wochen lang ließ Oliver nichts von sich hören, dann stand er plötzlich unangemeldet vor ihrer Tür. Hin- und hergerissen zwischen Ärger und Freude ließ sie ihn rein. Wieder machte er keinerlei Anstalten, sich ihr zu nähern, aber sie spürte, daß er sie wollte. Und wieder ergriff sie die Initiative, erstaunt und erschrocken über sich selbst.

Dieses Spiel wiederholte sich. Von anderen erfuhr Kerstin, daß Oliver in der Zeit, in der sie nichts von ihm hörte, auch mit anderen Frauen »herummachte«. Aber sie war zu stolz, um ihn zur Rede zu stellen. Sie wußte ja nicht einmal genau, ob sie nun eine Beziehung mit ihm hatte oder nicht. Wenn sie sich trafen, blieb sie stets cool, vollbrachte aber Höchstleistungen im Bett, die er durch seine Passivität anspornte. Jedesmal hatte sie das Gefühl, ihm mehr bieten zu müssen, damit er endlich außer Kontrolle geriet.

Nach zwei Jahren schlug Oliver Kerstin vor, zusammenzuziehen. Sie ließ sich nicht anmerken, wie sehr sie sich freute. Sie hatte über all die anderen Frauen gesiegt, Oliver hatte sich für sie entschieden. Doch kaum hatte er sich bei ihr eingerichtet, blieb er über Nacht weg und roch nach anderen Frauen, wenn er nach Hause kam. Zutiefst enttäuscht fragte Kerstin ihn nach dem Grund. Zerknirscht zuckte er mit den Schultern. Er würde ihr ja so gern treu bleiben, meinte er, aber es sei wie verhext. Eigentlich sei er gar nicht scharf auf die anderen Frauen. Nur Kerstin bedeute ihm etwas. Das müßte sie doch eigentlich wissen. Und zum Beweis heiratete er sie.

Daran hielt sich Kerstin fest. Auch als sie feststellte, daß Oliver eine Geliebte hatte, mit der er sich regelmäßig traf. Zuerst schrie und tobte sie, machte ihm Szenen ohne Ende. Sie fuhr ihm nach, beobachtete das Haus, in dem die Geliebte wohnte, lauerte den beiden in ohnmächtiger Wut auf, wenn sie sich trafen. Sie beschimpfte die Frau am Telefon, klingelte Sturm an ihrer Tür, wenn sie Oliver bei ihr vermutete. Schließlich mußte er ihr versprechen, mit dieser Frau Schluß zu machen.

Tatsächlich blieb er nicht mehr über Nacht weg. Kerstin war erleichtert. Sie hatte wieder gesiegt. Nachdem Oliver wußte, wie sehr er sie verletzt hatte, würde er ihr so etwas nicht noch einmal antun. Zumal Kerstin schwanger war. Das Kind würde alles ändern. Tatsächlich jedoch verbrachte Oliver die Nacht, in der Kerstin ihre Tochter zur Welt brachte, bei seiner Geliebten. Acht Jahre lang teilte Kerstin ihren Mann mit dieser Frau. Unendliche Male versicherte er ihr, daß da nichts mehr liefe, und genauso oft belog er sie. Und genauso oft glaubte sie ihm, bis die Tatsachen ihr so ins Auge sprangen, daß sie sie nicht mehr verdrängen konnte.

Schließlich arrangierte sich Kerstin mit den ständigen Betrügereien ihres Mannes. Er liebte sie trotz allem, da war sie sich sicher. Sonst hätte er sie ja schon längst verlassen und wäre zu der anderen gezogen. Und sie hatte sein Kind. Nicht die andere. Zu ihr kam Oliver immer zurück. Und wenn sie nicht gestorben ist, verdrängt sie noch heute die rauhe Wirklichkeit.

Nun könnte mancher glauben, daß Frauen wie Kerstin zu bedauern sind. Aber warum eigentlich? Wenigstens erstickt ihr Leben nicht in emotionaler Routine, und das ist doch auch etwas. Auch wenn es zynisch klingt: Das Leben an der Seite eines bösen Buben hält die Emotionen wach. Wir kennen doch alle den Spruch, daß nur der lebendig ist, der seine Gefühle zuläßt. Vielleicht sollten wir dem bösen Buben sogar dankbar sein, daß er uns eine so reiche Auswahl an Gefühlen beschert: Wut, Ohnmacht, Verzweiflung, Trauer, Haß, Demütigung, Erniedrigung. Und auch ein bißchen Liebe. Wie schön, daß wir leben.

Der brave Bube und die tödliche Langeweile

Kaum einer weiß, daß Jackie Kennedy vor ihrer Ehe verlobt war. Das wäre an sich auch nicht erwähnenswert, wenn der arme Bursche nicht der Prototyp des braven Jungen gewesen wäre. Nun kann man ihm das nicht zum Vorwurf machen. Wohl aber die Tatsache, daß er offenbar glaubte, eine Frau wie Jackie erstens faszinieren und zweitens glücklich machen zu können.

Andererseits wissen wir ja, daß Männer keinesfalls eine kritische Distanz zu sich selbst haben und sich grundsätzlich erst einmal attraktiv finden, auch wenn bei objektiver Betrachtung ein gewisses Erstaunen darüber aufkommt. Auf Jackies Verlobten traf das jedoch nicht zu. Er war groß, sah gut aus, verhielt sich untadelig und übte den hochanständigen Beruf des Bankiers aus. Er konnte Jackie ein gutes Leben und eine sichere Zukunft bieten. Ihre Mutter war von ihm außerordentlich angetan.

Jackies Begeisterung, sich eine dermaßen gute Partie geangelt zu haben, hielt sich dagegen in Grenzen. Glaubt man ihrer Biographin Katherine Pancol, hat sie eigentlich nur das getan, was von ihr erwartet wurde. Genauer: Was ihre Mutter von ihrer erwartete.

»Dies ist sicherlich die keuscheste Verlobung, die es je gegeben hat«, schreibt Katherine Pancol. »Aus der Ferne und in Briefen beteuert sie (Jackie) ihm, daß sie unsterblich in ihn verliebt sei. Aber kaum ist er wieder bei ihr, verhält sie sich völlig gleichgültig und behandelt ihn wie einen guten Kameraden.« Den Hochzeitstermin schob sie immer wieder hinaus. Der Verlobte »ahnt aber schon bald, daß an der ganzen Sache irgend etwas faul ist. Wohlerzogen, wie er ist, stellt er jedoch keine Fragen.«

Statt sich ihrem Verlobten zu widmen, traf sich Jackie lieber mit wesentlich älteren Männern, von denen sie lernen oder die sie bewundern konnte. Ran ließ sie jedoch keinen. Sie war nicht an Sex interessiert, sondern eher am Austausch geistiger Aktivitäten. Für einen kultivierten, einflußreichen, intelligenten Mann ließ sie jeden Schönling stehen. »Ich mag Männer mit komischen Nasen, abstehenden Ohren, unregelmäßigen Zähnen, kleine Männer, magere Männer, dicke Männer. Worauf ich vor allem Wert lege, ist Intelligenz«, zitiert die Biographin sie.

Wundert es da, daß ihr hübscher Verlobter keine Chance hatte? Als sie ihn eines Abends zum Flughafen brachte, zog sie wortlos den Verlobungsring vom Finger, steckte ihn in seine Westentasche und ging ohne ein Wort der Erklärung. Und wieder war der arme Kerl zu höflich, um Fragen zu stellen. Hätte er auf den Tisch gehauen und eine Erklärung verlangt, hätte Jackie ihm sagen müssen, daß sie einen zwölf Jahre älteren Mann mit äußerst zweifelhaftem Ruf, einer indiskutablen Familie und größenwahnsinnigen Plänen kennengelernt hätte – einen Mann, der all das hatte, was ihrem Verlobten fehlte. Einen Mann, an dessen Seite alles möglich war! Nur keine kleinkarierte Zukunft, die in einem Eigenheim mit Swimmingpool gipfelt.

Ein Mann ohne Skrupel und Moral – John F. Kennedy

Jahrelang lebte die Welt in dem Glauben, daß Jacqueline und John F. Kennedy ein Traumpaar waren. Dank zahlreicher Biographien wissen wir inzwischen, daß dieser Traum, wenn es ihn denn je gab, nur sehr kurz gewesen ist. Zumindest für Jackie Kennedy.

Als sie den ältesten Sohn von Rose und Joe Kennedy kennenlernte, ahnte sie nicht, daß sie es mit dem Prototyp eines bösen Buben zu tun hatte. JFK war einer der begehrtesten Junggesellen Amerikas, er hatte Charisma und er strebte nach Macht – für Jackie die Herausforderung schlechthin. Endlich mal ein Mann, der es mit ihr aufnehmen konnte.

Dazu die Biographin Katherine Pancol: »Bei John Kennedy spürt sie die Gefahr, das Risiko und das Unvorhersehbare. Sie merkt sogar selbst, daß sie vielleicht leiden wird, aber sie kann einfach nicht anders. Sie muß ihn haben. Ihre Freunde mögen sie ruhig warnen, daß er unbeständig, unerträglich und egoistisch sei, das alles ist ihr egal … Er wird von Frauen umringt, die davon träumen, ihn zu erobern? Die wird sie alle ausschalten. Er zeigt nicht die geringste Neigung, sich zu binden und sich eine Frau zu suchen? Er wird sie heiraten. Er steht im Ruf, untreu und grob zu Frauen zu sein, hart an der Grenze zur Pöbeligkeit? Bald wird er nur noch sie lieben und ihr zu Füßen liegen.«

Jackie machte den Fehler, sich in diesen Mann zu verlieben. Damit hatte wohl niemand so richtig gerechnet, am allerwenigsten JFK. Denn nach außen hin war Jackie stets die harte, gleichgültige, distanzierte Person, die sich niemals ein Gefühl anmerken ließ. Das muß auf JFK außerordentlich attraktiv gewirkt haben. Eine kühle, unnahbare Frau, die ganz anders war als alle anderen, die Ausstrahlung hatte, witzig war und über einen bissigen Humor verfügte. Ein Mann, der daran gewöhnt war, daß ihn Frauen anhimmelten und sich reihenweise in seine Arme warfen, mußte sich zwangsläufig für sie interessieren.

Schon in dieser Anfangsphase ihrer Beziehung tat Jackie das, was viele Frauen tun, um das Objekt ihrer Begierde festzunageln, und was unweigerlich früher oder später zu einem Desaster führt: Die intelligente Studentin machte sich erstens klein und zweitens unentbehrlich.

Das liest sich in der Biographie so: »Wenn Jackie etwas will ... dann sind alle Mittel erlaubt. Falls nötig, ist sie sogar dazu bereit, sich als kleine, unterwürfige Frau zu tarnen. Sie bringt ihm (JFK) das Mittagessen ins Büro, damit er seine Arbeit nicht unterbrechen muß, hilft ihm, einige Artikel zu schreiben, übersetzt für ihn Fachbücher über Indochina, erledigt Besorgungen für ihn, trägt ihm die Aktentasche, wenn er Rückenschmerzen hat, begleitet ihn zu politischen Diners, wählt seine Anzüge aus, fährt mit ihm Boot, schaut sich Western oder Abenteuerfilme an und schreibt für seinen jüngeren Bruder Ted die Aufsätze. Kurz und gut, sie setzt alles daran, sich unentbehrlich zu machen, ohne dabei allzu intelligent zu erscheinen, weil er das nicht mag.«

Jackie ließ keinen Trick aus, um Kennedy weichzukochen. Sie machte sich rar, hatte keine Zeit, wenn er anrief, schwärmte von Männern, mit denen sie ausging, und klemmte sich hinter den alten Joe Kennedy, seinen Vater, den sie zu ihrem Verbündeten machte. Der war hingerissen von ihr, weil sie mit ihm flirtete und nicht auf den Mund gefallen war. Und er war Jackies Meinung: John F. war sechsunddreißig, stand am Beginn einer politischen Karriere und mußte deshalb dringend eine vorzeigbare Ehefrau präsentieren.

Vater Joe lag seinem Ältesten ständig damit in den Ohren. Doch John F. war unentschlossen, schließlich ging es ihm auch so gut, er hatte in Washington zu der Zeit noch drei andere Geliebte. Auf Druck seines Vaters machte er schließlich im Mai 1952 Jackie den ersehnten Antrag, beiläufig, während er mit dem Zündschlüssel vom Auto herumfummelte. Von Liebe kein Wort.

Jackie konterte nicht schlecht. Sie sagte weder ja noch nein, fuhr statt dessen für vier Wochen nach England und Frankreich in der Absicht, ihn zappeln zu lassen. Ein einziges Mal meldete sich JFK in dieser Zeit telefonisch bei ihr – nicht etwa, um ihr endlich eine Liebeserklärung zu machen, sondern um eine Bestellung von Büchern bei ihr aufzugeben. Er zappelte keineswegs. Also nahm Jackie schleunigst seinen Antrag an. Und das, obwohl ihr klar sein mußte, daß sie und JFK eigentlich nicht zusammenpaßten.

Jackie »gerät in Panik bei der Vorstellung, ihre Freiheit zu verlieren und Teil des Kennedy-Clans zu werden, der Frauen nur als nützlich betrachtet, weil sie zur Fortpflanzung dienen und den Männern der Familie Beifall spenden«, heißt es bei Pancol. Sie fürchtet sich auch vor Johns Ruf eines Schürzenjägers. Und vor den Gegensätzen zwischen John und ihr: Er ist ungehobelt, sie ist kultiviert. Er geht viel aus, ist gern unter Leuten und plaudert mit Vorliebe über irgendwelche Nichtigkeiten, während sie am liebsten zu Hause bleibt, um zu malen, zu lesen oder mit befreundeten Intellektuellen eine Idee zu diskutieren. Sein Leben wird von einem großen Familienkreis bestimmt, sie haßt das Leben in der Gruppe. Er lebt für die Politik, die sie zum Gähnen langweilig findet.

Trotzdem heiratete sie ihn und gab sich offenbar der unausrottbaren Illusion hin, ihn sich schon zurechtzubiegen. Leider scheiterte sie schon in den Flitterwochen, denn trautes Beisammensein war nicht Kennedys Sache. Nähe zu seiner Frau? Pfui Teufel. Er tat alles, um ihr aus dem Weg zu gehen: Ständig war er mit irgendwelchen Kumpels unterwegs oder von einem Schwarm kichernder Mädels umgeben. Ohne ihr ein Wort zu sagen, verabredete er sich mit einem Freund zu einem Footballspiel und ließ Jackie stehen.

Die Flitterwochen waren allerdings nur ein Vorgeschmack auf das, was Jackie in ihrer Ehe wirklich erwartete. »Ich glaube nicht, daß sie geahnt hat, was auf sie zukam, als sie JFK geheiratet hat«, erklärte Truman Capote, ein enger Freund der Familie, der Biographin Pancol. »Auf eine so offenkundige Sittenlosigkeit war sie nicht im geringsten vorbereitet. Er ließ sie mitten in einer Abendgesellschaft sitzen, um mit einer anderen Schönen zu flirten! Ebensowenig hat sie erwartet, zum Gespött aller Frauen ihrer Umgebung zu werden, die natürlich auch Bescheid wußten, was vorging. Alle männlichen Kennedys ähneln sich: Sie sind wie Hunde, die an keinem Hydranten vorbeigehen können, ohne stehenzubleiben und ein Beinchen zu heben.« Na toll.

Jackie hatte ihren bösen Buben zwar gekriegt, doch daß er ihr ständig zeigte, wie wenig sie ihm bedeutete, machte sie fertig. Nach außen ließ sie sich nie etwas anmerken, doch innerlich schäumte sie vor Wut und Enttäuschung. Wieder spielte sie die Gleichgültige, während die Anspannung sie schier zerriß.

Es liegt nahe, daß diese unterdrückten Gefühle mit zu Jackies Fehlgeburten beitrugen. Möglicherweise waren diese Fehlgeburten auch Jackies Form der Rache. Sie wußte, daß JFK viele Kinder wollte, so wie sein Vater. Für den Katholiken waren Ehefrauen ohnehin nur Gebärmaschinen, wie er es ja schon von seiner Mutter kannte. Da sich, wie wir alle wissen, die kleine Seele gern ohne unser Zutun mit dem Körper verbündet und ihn gewissermaßen als Sprachrohr benutzt, macht es durchaus Sinn, auf diese Weise dem untreuen Ehemann den ersehnten Nachwuchs zu verweigern und ihn dadurch für seine Untreue zu bestrafen. Außerdem motiviert es vermutlich keine Frau besonders, von einem Mann schwanger zu werden, dem sie völlig gleichgültig ist. Worin läge da auch der Sinn, außer dem, daß er einen sichtbaren Nachweis seiner Potenz liefert.

Natürlich suchte Jackie die Schuld für ihr Versagen als Gebärmaschine zunächst bei sich. Sie war es, die ihren Mann enttäuschte, nicht umgekehrt. Also nahm sie sich vor, sich anzupassen und eine perfekte Ehe- und Hausfrau zu werden. Dann würde JFK sie endlich wahrnehmen.

Tatsächlich beschränkte sie sich fortan darauf, diverse Wohnungen und Häuser einzurichten, wobei sie sich laut Pancol auf »die verschiedenen Farbabstufungen von Eierschalenweiß, die Gestaltung der Vorhänge, die Höhe der Polsterhocker, die Qualität des Geschirrs, die Form der Lampenschirme, die Helligkeit der Beleuchtung, das Holz der Bücherregale, die Muster der Teppiche, die Anordnung der Gemälde und die Aufstellung der Fotos in Silberrahmen konzentriert. Und sobald dann alles perfekt ist, fängt sie wieder von vorn an.« Und? Kennen wir das nicht von ihrer Mutter?

Damit erfüllte Jackie zwar die an sie gestellten Erwartungen, doch macht das eine Frau für ihren Mann interessanter? Kennedy dachte gar nicht daran, seinen Lebenstil zu ändern und ein treuer Lebensgefährte zu werden. Im Gegenteil. Je erfolgreicher er wurde, desto hemmungsloser vögelte er herum. Was blieb Jackie übrig, als sich damit zu arrangieren? Eine Scheidung kommt für Katholiken schließlich nicht in Frage. Außerdem hatte sie von ihrer Mutter gelernt, Seitensprünge einfach nicht zur Kenntnis zu nehmen, solange sie nicht zu einem öffentlichen Skandal führen. Stillhalten, dein Name ist Weib.

Was tut eine Frau, die ihrem Mann zuliebe auf eine eigene Karriere verzichtet, die akzeptiert, daß ihre Bedürfnisse nicht zählen, die jeden Tag aufs neue erfährt, daß ihre Gefühle zurückgewiesen werden? Richtig, sie sagt sich, daß sie nichts Besseres verdient hat, und macht die Sache ihres Mannes zu ihrer eigenen. Sein Erfolg ist ihr Erfolg und tröstet sie über seine Lieblosigkeit, seinen mangelnden Respekt und seine Infamie hinweg. Die gemeinsame Sache läßt Frauen die schlimmsten Demütigungen aushalten, dafür lassen sie sich benutzen und ausbeuten und sind dankbar, wenn der böse Bube sie wenigstens dann bemerkt. Er liebt sie eben doch, triumphieren sie.

Auch Jackie flüchtete in diese Rolle. Sie wurde die perfekte Senatorengattin. »Ich habe Ordnung in Johns Leben gebracht«, schrieb sie einer Freundin. »Bei uns kommen nur gute und auserlesene Speisen auf den Tisch. Jetzt ist Schluß damit, daß er morgens mit einem schwarzen und einem gelben Schuh aus dem Haus geht. Seine Anzüge sind gebügelt, und er muß nicht mehr wie ein Wahnsinniger zum Flugplatz rasen; ich packe ihm die Koffer.«

Sie begann, sich für Politik zu interessieren, nahm an Versammlungen teil und hörte sich die Reden ihres Mannes an. Sie besuchte Vorlesungen an der Universität über amerikanische Geschichte, sie trat dem Rot-Kreuz-Verein der Senatorenfrauen bei, sie beriet ihren Mann, wie er in der Öffentlichkeit eine bessere Figur machte. Als er wegen seiner Rückenschmerzen ein halbes Jahr lang das Bett hüten mußte, schlug sie ihm vor, ein Buch zu schreiben. Sie übernahm die Dokumentation, erstellte das Konzept und redigierte das Manuskript. Das Buch mit dem Titel *Zivilcourage* erhielt den Pulitzerpreis.

In dieser Zeit, in der Kennedy keinen außerhäuslichen Verpflichtungen und Vergnügungen nachgehen konnte, hatte Jackie ihn ganz für sich. Er brauchte sie. Endlich bekam sie die Nähe, die er ihr bis dahin immer verweigert hatte. Er hatte keine Wahl: Er konnte sich nicht bewegen. Er war hilflos wie ein Baby, sie versorgte ihn wie eine Mutter. Der böse Bube war, wenn auch nicht freiwillig, zu ihr zurückgekehrt.

Zufall oder nicht, Jackie wurde wieder schwanger. Fast gleichzeitig kandidierte JFK für den Posten des Vizepräsidenten. Jackie unterstützte ihn in der Öffentlichkeit und gab die glückliche Ehefrau. Doch Kennedy scheiterte und reiste mit seinem jüngsten Bruder Ted an die Côte d'Azur. Dort charterten sie eine Yacht und luden diverse Eroberungen zu einer Kreuzfahrt ein. Währenddessen erlitt Jackie zu Hause im siebten Monat eine Fehlgeburt. Ihr Schwager Bob kümmerte sich um sie und die Beerdigung des Kindes. Erst drei Tage später erfuhr JFK davon. Doch es war ihm ziemlich egal. Extra deswegen die Kreuzfahrt abbrechen? In Jackies Biographie heißt es: »Ein Freund zwingt ihn dazu. ›Ich rate dir, deinen Arsch in Bewegung zu setzen und sofort zu deiner Frau zu fahren, wenn du je eine Chance haben willst, eines Tages noch einmal Präsident zu werden.‹«

Wieder hatte der böse Bube zugeschlagen. Zutiefst verletzt wollte Jackie sich scheiden lassen. Doch ihr Schwiegervater überredete sie zu bleiben. Angeblich soll er ihr eine Million Dollar dafür geboten haben. Tatsächlich kam es zu einer Versöhnung und ein Jahr später war Jackie erneut schwanger. Diesmal kam das Baby gesund zur Welt, Tochter Caroline.

Nach außen hin spielte Jackie weiterhin die perfekte Ehefrau, begleitete ihren Mann auf Wahlkampf-Tourneen, beriet ihn und half ihm, seine hochgesteckten Ziele zu erreichen. Doch hinter dieser Fassade hatten sich beide nichts mehr zu sagen. Längst hatte für Jackie die Phase der Rache am bösen Buben begonnen: Sie verpraßte sein Geld. Dazu muß man wissen, daß JFK ein Geizkragen war, den jeder Dollar schmerzte, den Jackie ausgab. Je öfter er sie betrog, desto mehr Geld verschwendete sie. Je populärer Jackie in der Öffentlichkeit wurde, desto hemmungsloser betrog er sie. Er mußte sie erniedrigen und das ging am besten, indem er ihr vorführte, daß sie ihn als Frau nicht reizte.

»Je näher die Kandidatur für das höchste Amt rückt, desto eifriger stellt John anderen Mädchen nach«, schreibt Katherine Pancol. »Die Männer vom Geheimdienst, die ihn jetzt überallhin begleiten, wissen nicht mehr, was sie machen sollen. Sein Kumpel Sinatra ist immer dabei und arrangiert zwischen zwei Wahlversammlungen elegante Partys. Vor allem aber hat er Marilyn kennengelernt. Marilyn, die sich gerade von Arthur Miller getrennt und mit Yves Montand gebrochen hat und die nun nach einem neuen Märchenprinzen sucht … Sie ist verrückt nach ihm, träumt davon, die Frau des Präsidenten zu sein, seine Kinder zu tragen, und schickt ihm Gedichte. Jedesmal, wenn Jackie sich vor einer Reise drückt, taucht Marilyn heimlich auf und teilt das Zimmer mit John.«

Natürlich kamen die Gerüchte über diese Affäre auch Jackie zu Ohren. Dummerweise war sie gerade wieder schwanger. Diesmal hatte sie endgültig die Nase voll. Sie weigerte sich, sich weiterhin an der Seite ihres Mannes in der Öffentlichkeit zu zeigen. Angesichts ihrer Beliebtheit ein herber Schlag, der den Wahlsieg durchaus beeinflussen konnte. Mitarbeiter bearbeiteten Jackie so lange, bis sie sich umstimmen ließ und sich zu einer begrenzten Anzahl von Auftritten überreden ließ.

Tatsächlich wurde JFK zum Präsidenten von Amerika gewählt. Kurz danach beschloß er, mit ein paar Freunden nach Florida zu fahren. Jackie, inzwischen hochschwanger, mußte wieder einmal erfahren, daß sie nicht zählte. Prompt reagierte sie wie immer: Im Flugzeug nach Florida erreichte Kennedy die Nachricht, daß die Wehen vorzeitig eingesetzt hatten und daß Jackie ins Krankenhaus eingeliefert wurde. Drei Wochen zu früh kam John junior zur Welt, und sein Vater kehrte reumütig zu Frau und Kindern zurück. Und Jackie? Sie glaubte wieder einmal an eine Versöhnung. Wenigstens hatten sie jetzt ein gemeinsames Ziel, das sie verband: die Inbesitznahme des Weißen Hauses.

Jackie wurde tatsächlich die perfekte First Lady, von allen bejubelt und beneidet. Die Welt lag ihr zu Füßen. Nur ihr Mann nicht. Zusammen besuchten sie die Empfänge und Bälle in Washington, so jung, so schön, bewundert und bejubelt. Aber dann kehrt Jackie allein ins Weiße Haus zurück, während John den Rest der Nacht bei einem Kumpel verbringt, der für ihn ein halbes Dutzend Starletts aus Hollywood hat kommen lassen.

Jackie brauchte lange, um zu begreifen, daß JFK sich niemals ändern würde. Sie tat das, was fast alle Frauen machen, die an einen bösen Buben geraten: seine Eskapaden weitgehendst ignorieren; sofern das wegen Offensichtlichkeit nicht mehr möglich ist, sich arrangieren und Entschuldigungen finden; die Schuld bei sich suchen und die jeweiligen Eroberungen des bösen Buben akzeptieren; sich unterordnen und Rache nehmen; aber trotzdem leiden.

Die rauhe Wirklichkeit an der Seite eines bösen Buben ist die endgültige, definitive Vernichtung des Selbstwertgefühls. Er baut nicht auf, er zerstört. Unsere tägliche Dosis Verachtung gib uns heute.

Der Wiederholungszwang – Aristoteles Onassis

Wir haben ja schon darauf hingewiesen, daß Verdrängen ein probates Mittel ist, die momentane Misere auszuhalten. Es gibt Frauen – und natürlich auch Männer –, die ihr Leben lang verdrängen und darüber nicht auffällig verrückt werden. Nur, es nützt nichts. Das Verdrängte hat kräftige Ellenbogen und bricht sich hartnäckig immer wieder Bahn. Es zwingt uns, unser Verhalten ständig zu wiederholen, damit wir es eben irgendwann nicht mehr verdrängen können. Deswegen suchen sich Männer gern Frauen, die sie wie Mami gängeln oder ihnen das Leben zur Hölle machen, und Frauen geraten immer wieder an Männer, die vielleicht einen Vollbart wie Papi tragen, wobei sie Vollbärte eigentlich zum Kotzen finden. Leidvolle Erfahrungen müssen immer wieder neu inszeniert werden. Das Schöne am Wiederholungszwang ist, daß er garantiert unglücklich macht.

Auch Jackie griff in ihrer zweiten Ehe zielsicher wieder nach einem bösen Buben. John F. Kennedy war der mächtigste Mann der Welt gewesen. Da konnte nur einer mithalten: Aristoteles Onassis, der reichste Mann der Welt.

Sie lernte ihn durch ihre Schwester Lee kennen, die ein Verhältnis mit Onassis hatte und ihn unbedingt heiraten wollte. Das war noch zu Lebzeiten von Kennedy. Onassis lud sie zu einer Kreuzfahrt ein, und Jackie war beeindruckt von ihm. »Sie vertraut sich ihm an. Er hört ihr zu. Bei diesem Mann, der soviel älter ist als sie, fühlt sie sich geborgen«, heißt es bei Pancol. »Er versetzt sie in Erstaunen, bringt sie zum Lachen, überhäuft sie mit Schmuck, Geschenken und Zuvorkommenheit. Er liest ihr jeden Wunsch von den Augen ab.«

War er schon damals scharf auf sie? Vermutlich, denn Jackie verkörperte das, was ihm trotz seiner Milliarden fehlte: Klasse. In Amerika galt der Tankerkönig als ordinärer Emporkömmling, dessen Gerissenheit und Schläue nur Verachtung erntete. Jackie war sozusagen der Nobelpreis für den Griechen. In ihrem Bett zu landen wäre sein größter Triumph. Aber noch gehörte sie einem anderen. Das störte Onassis nicht, er konnte warten. Außerdem hatte er zum Quälen ja die Callas. Indem er seiner langjährigen Geliebten die ersehnte Heirat verweigerte und ihr ständig neue Geliebte vor die Nase setzte, machte er sie öffentlich zur Hanswurstin. Sie verlor sogar ihr Kapital, ihre Stimme – doch sie fand bei ihm weder Versorgung noch Mitleid. Trotzdem blieb sie bei ihm und hielt dadurch seine Frauenverachtung schön am Kochen.

Als Kennedy starb, wurde Jackie zum Mythos. Und Onassis hockte in den Startlöchern. Er hatte Zeit, sein Pokal lief ihm nicht weg. Er bekam alles, was er sich in den Kopf setzte. Für ihn war es nur eine Frage des Geldes. Auch Jackie. Der böse Bube Onassis wollte einen Mythos vögeln. Und den Amerikanern eine Heilige wegnehmen.

Zunächst machte er ihr beharrlich und geduldig den Hof. Immer war er präsent, ohne etwas zu verlangen. Er ließ sie an seinem Luxus teilhaben, stellte ihr Flugzeug, Yacht und Insel zur Verfügung. Gleichzeitig machte er keinerlei Andeutungen über seine Absichten und wahrte eine irritierende Distanz. Nie tauchte er mit ihr zusammen in der Öffentlichkeit auf. Auch er verfügte über alle Rituale des bösen Buben.

Irgendwann erwähnte er beiläufig, daß er daran dächte, sie zu heiraten. Aber war das ein Antrag? Jackie wußte nun zwar, daß er sie wollte, aber er drängte sie nicht, sondern überließ ihr die Entscheidung. Dazu räumte er ihr ein unbegrenztes Budget ein, so daß sie nach Herzenslust einkaufen gehen konnte. Kein anderer Mann stand ihr seit Beginn ihrer Witwenschaft so nahe und war doch so wenig besitzergreifend. Welche Frau wäre da nicht gleichzeitig fasziniert und verunsichert?

Nach dem Mord an ihrem Schwager Robert Kennedy flüchtete Jackie entnervt in Onassis' Arme. Doch die Kennedys, die Jackie nie mochten, wollten sie nun doch nicht so ohne weiteres gehen lassen. Die berühmte Witwe hatte sich gut für Robert Kennedys Kampagne für die Präsidentenwahl nutzen lassen. Dafür hatte der Clan mit Jackie eine Art Tauschhandel vereinbart: Sie stand für politische Zwecke zur Verfügung und die Kennedys übernahmen ihre immensen Ausgaben. Die abgebrühte Sippe verlangte daher für Jackie eine Art Ablösesumme von Onassis. Jetzt, da Robert tot war, nützte Jackie nichts mehr, sie kostete nur noch.

»Die Kennedys und ihre Rechtsanwälte verlangen eine astronomische Summe: zwanzig Millionen Dollar. Onassis wird wütend und handelt sie auf drei Millionen herunter. Plus eine Million für jedes Kind … Das ist schon kein Heiratsvertrag mehr, sondern ein Kaufvertrag … Während der ganzen Verhandlungen sehen sich Jackie und Ari kaum. Ari schickt ihr Rubine und Diamaten: Insgesamt wird er ihr in ihrer Ehe Schmuck für fünf Millionen Dollar schenken.« (Pancol)

Ein Mann, dem sie so viel wert war, mußte sie lieben, mag Jackie gedacht haben. Erinnerte er sie an ihren Vater? Auch er überschüttete sie damals mit Geschenken, selbst wenn er kein Geld hatte. Das war seine Art von Liebe. Und tatsächlich widmete sich der vielbeschäftigte Milliardär, nachdem er noch schnell der Callas den Laufpaß gegeben hatte, seiner Beute drei Wochen lang auf seiner Insel Skorpios, wo sie es heftig miteinander trieben. In zarten Andeutungen vermutet die Biographin von Jackie, daß die von Kennedy nun wirklich in Sachen Erotik nicht verwöhnte Witwe zum erstenmal in ihrem Leben so etwas wie sexuelles Verlangen kennenlernte. »Onassis ist ein Mann, der Frauen gefällt, der die Frauen liebt und der sich Zeit zum Leben nimmt. Anders als John Kennedy, der sich immer mit einem kurzen und hastig beendeten Vollzug begnügt hat.«

Onassis, der es nach eigener Aussage fünfmal pro Nacht mit Jackie trieb und morgens dann noch zweimal, hatte seinen Kick gehabt. Es war ihm gelungen, den Mythos Jackie zu entzaubern – er hatte den amerikanischen Traum gevögelt und eine gewöhnliche Frau zum Vorschein gebracht, die vermutlich zum erstenmal in ihrem Leben Lust auf Sex hatte und mehr davon wollte. Welche Frau kennt das nicht: Fängt man erst einmal damit an, kann man nur schwer wieder damit aufhören.

Eine dermaßen unerfahrene Frau mag da schon mal Liebe mit Sex verwechseln. Und es stellt sich natürlich sofort die Frage, ob Jackie für den Genießer Onassis eine dauerhaft faszinierende Geliebte war. Schön, er hatte seine Beute bekommen und durfte sie zur Belohnung in Besitz nehmen, aber reichte das auf Dauer, um den umtriebigen Mann bei der Stange zu halten?

Es steht zu befürchten, daß Jackie den bösen Buben Onassis wirklich liebte. Und damit saß sie in der Falle. Frauen, die sich nach ihm verzehrten, kannte er zur Genüge und nahm sie nicht ernst. Und er behandelt Jackie wie ein kleines Mädchen, das auf Schmuck, Luxus und Schönheit versessen ist. Sie ist eine Dekoration in seinem Leben, eine Frau, die er glaubt physisch und finanziell in der Hand zu haben. Und er ignoriert ihren Wunsch, intellektuell anerkannt zu werden, ihren Verstand nimmt er nicht ernst. Dabei wollte sie seine Vermittlerin, seine Vertraute und seine Verbündete im Hintergrund sein.

Jackie begriff wieder nicht, daß sie es mit einem bösen Buben zu tun hatte. Die intelligente, unabhängige, unnahbare Frau reizte ihn, doch in dem Moment, in dem Jackie anfing, ihn zu lieben, ging er auf Distanz. Eine anhängliche, liebebedürftige Jackie war das letzte, was er wollte. Da sie ohnehin getrennt lebten, fiel Jackie zunächst wohl nicht auf, daß Onassis auf Distanz ging. Er hatte eben viel zu tun. Möglicherweise ahnte sie auch die Veränderung, ohne die Gründe benennen zu können, denn sie fing an, hemmungslos sein Geld auszugeben.

»Zehn Minuten reichen ihr, um in einem Laden 150000 Mark auszugeben«, schreibt Katherine Pancol. »Sie kauft völlig wahllos: ganze Kollektionen bei französischen Modeschöpfern, alte Kaminuhren, Dutzende von Schuhen, Statuen, Bildern, Kanapees, Teppiche und Gemälde ... Jackie verfügt über

100 000 Mark Taschengeld im Monat, kommt damit aber nicht aus… Wenn sie in einen Kaufrausch verfällt, will sie dadurch etwas gutmachen, kompensieren und vergessen. Manche Leute trinken, andere nehmen Drogen, fressen sich fett oder brüten ein Krebsgechwür aus. Jackie gibt Geld aus.«

Gemessen an den Unsummen, die sie verschleuderte, muß ihr Frust sehr hoch gewesen sein. Warum? Weil sie feststellen mußte, daß Onassis nicht anders war als Kennedy? Wieder war sie an einen Mann geraten, der sie weder als Partnerin noch als Frau ernst nahm. Kennedy konnte sie wenigstens noch beruflich unterstützen, aber Onassis? Von seinen Geschäften verstand sie nichts, und er hielt sie wie ein kleines Kind aus allem raus.

Ein böser Bube will keine Partnerin, und schon gar keine Vertraute. Alles, was er will, ist, Frauen kleinmachen. Onassis reduzierte Jackie auf das Luxuspüppchen, das Geld ausgeben und den Mund halten sollte. Und die Frau, die jahrelang mit den Intellektuellen dieser Welt kommunizierte, fügte sich frustriert. Ihre Enttäuschung kompensierte sie wie schon zu Kennedy-Zeiten: Sie richtete nahezu besessen Wohnungen ein, um ein »Zuhause« zu schaffen. Doch Onassis ließ sich dort nur selten blicken, er schlief lieber in Hotels als bei ihr.

Auf diese Zurückweisung reagierte Jackie auf die ihr einzig mögliche Art und Weise: noch mehr von seinem Geld ausgeben. Er wiederum zeigte sich mit anderen Frauen in der Öffentlichkeit und traf sich auch wieder mit der Callas. Konnte er Jackie mehr verletzen?

Alles, was er an Jackie vorher bewundert hat, stört ihn jetzt. Er wirft ihr ihre Einkaufswut und Geldverschwendung vor, ihre Gefühlskälte und Gleichgültigkeit. Die Vornehmheit und

Eleganz seiner Frau regen ihn jetzt auf. Um sie wütend zu machen, benimmt er sich absichtlich ungehobelt. Er ißt geräuschvoll, rülpst, schlingt alles hinunter und spuckt es wieder aus. Er machte sich über ihre Stimme lustig, über ihre Freunde, brachte sie nach einem gemeinsamen Abendessen zurück zur Wohnung und ließ sie vor der Tür stehen, weil er die Nacht bei einer anderen Frau verbringen wollte.

Eine allerletzte, endgültige Zurückweisung verpaßte er ihr sogar noch nach seinem Tod: Er schloß sie von der Erbfolge aus und bewilligte ihr und ihren Kindern nur eine Rente auf Lebenszeit. Für eine Frau, die die Liebe der Männer immer nur daran ablas, was sie bereit waren für sie auszugeben, muß das ein bitterer Schlag gewesen sein.

Das Brech(t)mittel – Bertolt Brecht

Eugen Berthold Friedrich Brechts Frauenverschleiß war unglaublich. Doch im Gegensatz zu Kennedy und Onassis reichte es ihm nicht, im Bett jeder Frau zu landen. Er wollte seine Eroberungen auch geistig besitzen, ohne ihnen deswegen mehr Nähe zu gestatten. Sie gaben ihm Körper, Seele und Kreativität, und er gab ihnen das Gefühl, ohne ihn nichts zu sein. Er beutete sie gewissermaßen doppelt aus. Obwohl man zu seiner Entschuldigung leider sagen muß, daß die Frauen – allesamt intelligent und kreativ – es willig zuließen.

Die einzige Frau, für die er anscheinend tiefere Gefühle empfand, war die Arzttochter Paula Banholzer, die zunächst nichts von ihm wissen wollte. Zwei Jahre lang bearbeitete er sie, dann kam es zu einer Entjungferung, die jedoch nicht so ganz freiwillig war, um es mal vorsichtig auszudrücken. In einem Brief erklärt Brecht es einem Freund so: »... Sie hat mir nicht einmal einen Vorwurf gemacht. Obwohl sie ›es‹ nicht wollte und sich sehr wehrte. Aber es war so schön! Nichts davon war gemein, und danach hatte ich sie viel lieber als vorher.« (aus *Ein akzeptabler Mann?* von Sabine Kebir) Und das wohlgemerkt nach einer Vergewaltigung, denn etwas anderes war es ja wohl nicht.

Paula Banholzer wurde schwanger, flog zu Hause raus und fand bei einer Bauersfamilie Unterschlupf, wo sie auch ihren Sohn Frank zur Welt brachte. Brecht war finanziell nicht in der Lage, die Verantwortung für Mutter und Kind zu übernehmen. Er ließ seinen Vater die Alimente bezahlen und versuchte ihn zu überreden, das Kind bei sich aufzunehmen. Doch der lehnte ab. Also blieb Brechts Sohn bei den Bauern. Auf die Idee, sich selbst zu kümmern, kam er wohl nicht. In seinem Tagebuch beklagte er sich, daß sein Vater ihm in seiner schwersten Zeit nicht helfen würde. Und nach einem Besuch bei den Bauersleuten notierte er, daß er Angst gehabt hätte, sein Sohn sähe bäurisch aus. Was, wenn ja? Soviel zum Thema Vaterliebe.

Brecht und Paula Banholzer blieben zusammen, lebten aber nicht zusammen. Doch schon ein Jahr später begann er, die Opernsängerin Marianne Zoff zu belagern und sich in ihr Bett zu quatschen. Als die von ihm schwanger wurde, teilte er Paula mit, daß er nicht umhin könne, Marianne Zoff zu ehelichen, obwohl er kurz zuvor noch einen Hochzeitstermin mit ihr vereinbart hatte. Er versicherte, daß er sich gleich nach der Geburt des Kindes von der Sängerin scheiden lassen würde, um Paula zu heiraten.

Paula Banholzer war offenbar gegen den bösen Buben

gefeit. Sie lockerte die Beziehung zu Brecht, erst recht als sie erfuhr, daß er neben Ehefrau Marianne noch eine Geliebte, nämlich die Schauspielerin Helene Weigel, hatte. Sie beschloß, einen anderen Mann zu heiraten und teilte es Brecht per Brief mit. Daraufhin rief Brechts neue Freundin bei ihr an und ließ ihr ausrichten, daß Brecht alle Probleme gelöst, eine gemeinsame Wohnung und Paula einen Job besorgt hätte und daß sie umgehend zu ihm nach Berlin kommen sollte. Offenbar reichte der Anruf nicht aus, um Paula in Marsch zu setzen. Denn tatsächlich schickte Brecht Helene Weigel persönlich nach Augsburg, um Paula zu überreden. Er selbst hätte sich angeblich nicht so schnell freimachen können …

Warum hat Helene Weigel ihm nicht einen Vogel gezeigt? Was veranlaßt eine Frau, auf Geheiß des Mannes eine Rivalin zu bitten, zum gemeinsamen Geliebten zurückzukehren, der dazu noch verheiratet ist und gerade Vater wird? Was ist das für ein Mann, der überhaupt solch ein Ansinnen stellt? Klar, ein böser Bube.

Im März 1923 brachte Marianne Zoff seine Tochter Hannah zur Welt. Im November 1924 kam Helene Weigel mit Brechts Sohn Stefan nieder. Fast gleichzeitig begann der Dichter ein Liebes- und Arbeitsverhältnis mit Elisabeth Hauptmann. Sie wurde über Jahre seine wichtigste Mitarbeiterin und hatte unter anderem an allen kreativen Entwicklungsphasen der *Dreigroschenoper* mitgewirkt. Sie funktionierte wunderbar: Da er ihr keinerlei Aussicht auf Ehe bot, machte sie sich beruflich unentbehrlich, um wengistens so eine gewisse Nähe zu bekommen. 1928 ließ sich Marianne Zoff scheiden, ein gutes halbes Jahr später heiratete Brecht Helene Weigel; Elisabeth Hauptmann unternahm einen Selbstmordversuch. Wohlwollende Biographen bezweifeln einen unmittelbaren Zusammenhang, denn in den Archiven fanden sich Belege dafür, daß Elisabeth Hauptmann zu der Zeit mit einer Journalistin liiert war. Könnte es nicht genausogut sein, daß sie in eine lesbische Beziehung flüchtete, um endlich von Brecht loszukommen?

Helene Weigel war nicht nur eine berühmte, sondern auch eine beeindruckende Schauspielerin. Doch ihre größte Leistung bestand wohl darin, es ein Leben lang mit dem Egomanen Brecht ausgehalten zu haben. Es ist immer wieder erstaunlich und faszinierend, zu welcher Hingabe Frauen fähig sind, wenn sie an einen bösen Buben geraten. Machen wir uns aber nichts vor: Trotz aller Leidensfähigkeit muß eine solche Beziehung diesen Frauen etwas bieten, das sie für alles entschädigt – und sei es nur die immerwährende Bestätigung der eigenen Minderwertigkeit. Auch das ist letztlich eine Art von Befriedigung, denn der böse Bube räumt alle Zweifel aus, daß wir eventuell doch eine liebenswerte Frau sein könnten. Er zeigt uns klipp und klar, daß wir seine Liebe eben nicht wert sind. Und das haben wir ja eigentlich schon immer gewußt.

Helene Weigel tappte nicht, wie Jackie, blind in die Böse-Buben-Falle. Sie wußte von vornherein, daß sie Brecht mit anderen Frauen teilen mußte. Trotzdem ist es schwer vorstellbar, daß sie seine Seitensprünge und Verhältnisse völlig kalt ließen. War da nicht doch vielleicht ein Funken Hoffnung, ihn eines Tages ganz für sich gewinnen zu können? Immerhin dachte sie durchaus mehrmals an Scheidung. Weil sie seine Weibergeschichten nicht mehr ertragen konnte?

Helene Weigel fand für sich einen anderen Weg als Jackie, mit der rauhen Wirklichkeit umzugehen. Man darf allerdings bezweifeln, ob er sie glücklicher machte. Während Jackie die Weibergeschichten ihres Mannes weitgehend ignorierte oder kompensierte, nahm Helene Weigel die Freundinnen ihres Mannes unter ihre Fittiche, machte sich zu ihren Verbündeten und sorgte für sie. Sicherlich nicht, weil sie es so schön fand, den Rivalinnen bei der Liebe mit ihrem Mann zuzusehen. Vielmehr war es wohl die einzige Möglichkeit, Brecht dauerhaft an sich zu binden. Wie muß es sie angekotzt haben, daß nahezu jede Frau, die er an seinen Stücken mitarbeiten ließ, früher oder später in seinem Bett landete. Das hält man doch nur aus, wenn man die notorische Untreue herunterspielt und sie in den Dienst der Sache stellt. Was ist schon eine kleine Nummer gegen das große Werk. Nur das zählt, und dafür kann man schon mal seine eigenen Gefühle opfern.

Brecht heiratete Helene Weigel sieben Monate nach seiner Scheidung. Da war sie zum zweitenmal schwanger von ihm. Am Tag der Eheschließung, so besagt eine Anekdote, holte Brecht eine ihm »ebenfalls sehr liebe« Freundin mit einem Blumenstrauß vom Bahnhof ab. Die offenbar eifersüchtige Frau warf die Blumen empört weg. Als Brecht wissen wollte, was sie eigentlich hätte, antwortete sie, daß er ja immerhin an diesem Tag geheiratet hätte. Darauf soll er mit einem erstaunten »Na und?« geantwortet haben.

Eine hübsche Geschichte zum Erzählen. Aber nicht zum Schmunzeln. Besagt sie doch nichts anderes, als daß Brecht sofort auf Distanz zu seiner frisch geheirateten Frau ging. Es gehört schon ganz schön Chuzpe dazu, die eine zu heiraten und die andere am gleichen Tag zu treffen. Mit welcher er die Hochzeitsnacht verbracht hat, verrät die Geschichte nicht.

In ihrem Buch über Brecht und die Frauen schreibt die Autorin Sabine Kebir: »Ihre (Helene Weigels) lebenslange Toleranz Brechts polygamer Lebensweise gegenüber könnte als Resignation ausgelegt werden, wüßten wir nicht bereits, daß sie sie schon in der ersten Zeit des Zusammenlebens mit Brecht hat walten lassen. Das deutet also eher auf eine außerordentliche Lebensweisheit hin.«

Es deutet eher darauf hin, daß Frau Weigel nur als unabhängige, distanzierte Frau für den bösen Buben Brecht reizvoll war und daß sie das erkannt hatte. Ihr Pech war, daß Brecht ihre Toleranz mit immer neuen Eskapaden auf die Probe stellte. Das klassische Böse-Buben-Programm. Irgendwann bricht auch die toleranteste Frau zusammen, und dann hat er sie kleingekriegt, er hat das Spiel gewonnen.

Als Brecht Helene Weigel heiratete, hatte sie längst den Weg der gemeinsamen Sache beschritten. Die gemeinsame Arbeit stand im Vordergrund. Aber selbst die mußte sie mit anderen Frauen teilen. Wie unmißverständlich Brecht ihr seine latente Verachtung zeigte, macht folgende Tatsache deutlich: 1932 wurde Margarete Steffin seine Geliebte, die bei Helene Weigel Schauspielunterricht genommen hatte. Hatte er Angst vor der erfolgreichen Ehefrau? Mußte er sie demütigen und kleiner machen, indem er mit ihrer Schülerin schlief?

Helene Weigel duldete nicht nur seine Nebenfrauen, sie ging auch freundschaftlich mit ihnen um. Vermutlich blieb ihr nichts anderes übrig, und das wußte sie wohl auch. Es gibt einen Briefwechsel aus dieser Zeit, aus dem hervorgeht, daß Helene Weigels Toleranz durchaus auch Grenzen hatte und sie Brecht auch Szenen machte. Er erklärte in einem Brief auf ihre Vorhaltungen, daß er ja schließlich schwer arbeiten würde und schon dadurch keine Möglichkeit hätte, sich auszudrücken (wieso?), und er betonte, daß er Privatkonflikte und Szenen fürchtete. Nicht etwa wegen der Konsequenzen, sondern weil sie ihn »erschöpfen«. Brecht hatte Angst vor Auseinandersetzungen.

Daß Helene Weigel bemüht war, sich dem bösen Buben Brecht zu entziehen und versuchte, ihre Persönlichkeit nicht ganz aufzugeben, belegt die Tatsache, daß sie jahrelang eine eigene Wohnung behielt. So mußte sie das Elend nicht tagtäglich mit ansehen. Doch diese Halbherzigkeit rettete sie nicht. Auch sie ließ sich von dem Dichter auf die Rolle der Dienerin reduzieren, die ausschließlich für sein Wohl und Wehe zuständig war. Sie kochte, und er ging zum Essen zu ihr. Oft genug war das die einzige Gelegenheit, daß sie ihn überhaupt zu Gesicht bekam. Manchmal kamen auch seine jeweiligen Freundinnen mit zum Essen oder zum Baden, denn in der Wohnung gab es eine Wanne. Ebenso großzügig schenkte sie den Herzensdamen ihres Mannes Kleider aus dem eigenen Fundus.

In den jeweiligen Exilen, in die er seine Geliebten mitnahm bzw. nachkommen ließ, mußte die Schauspielerin ihm ein Umfeld schaffen, in dem er seiner wichtigen Arbeit nachgehen konnte. Sie führte den Haushalt, erzog die Kinder und sorgte dafür, wie es die Biographin Sabine Kebir ausdrückt, daß Brecht Arbeitsbedingungen hatte, die wenigstens ihm die Kreativität erlaubten. Die Autorin zitiert Helene Weigel: »Ich habe versucht, unter allen Lebensumständen das Notwendige beizubehalten. Es war nötig, daß Brecht ein Zimmer hatte, in dem er ungestört arbeiten konnte, und das mußte ziemlich groß sein, denn er lief gern bei der Arbeit.«

Und was tat Brecht? Er ließ heimlich seine damalige Geliebte Margarete Steffin ins dänische Exil nachkommen. Das muß selbst ihm ein schlechtes Gewissen gemacht haben, denn er versteckte sie bei seiner späteren Geliebten Ruth Berlau, einer verheirateten dänischen Schauspielerin. Erst nach drei Monaten wagte er, es Helene Weigel zu gestehen.

Ruth Berlau wird so zitiert: Die Weigel war auch »die Bedauernswerte, die immer Leute heranschaffen mußte. Er konnte keinen Abend allein bleiben, er mußte Menschen um sich haben … Das war für Helli ein furchtbares Problem … Helli mußte dann immer anrufen und betteln, daß sie kamen.«

Einer wahrhaft emanzipierten Frau würde sich vermutlich sofort der Magen umdrehen. Eine tolerante, aufgeklärte und beziehungserfahrene und -geschädigte Frau wüßte natürlich sofort, daß sie es bei dem bösen Buben Brecht mit einem Mann zu tun hätte, dessen narzißtische Selbstwahrnehmung gestört ist. Sie würde ihn schnurstracks zum Therapeuten schicken und ihm das Beste für die Zukunft wünschen.

So gesehen, war Helene Weigel nicht schlau genug. So wie Jackie sich anstrengte, eine perfekte First Lady zu werden, so strengte sie sich an, perfekt in Großzügigkeit zu werden. Je mehr ihr das nach außen gelang, desto übler spielte Brecht ihr mit.

Er engte sie beruflich ein und ließ keinen Zweifel daran, daß er – jedenfalls anfangs – von ihr als Schauspielerin nicht viel hielt. Auch später nicht, denn zurück aus dem Exil, wählte er für ihren ersten Auftritt in Deutschland nach dem Krieg nicht ein Theater in Berlin aus, sondern eines in der Schweiz, wo laut Autorin Kebir ein Mißerfolg kein allzu großes Aufsehen erregt hätte. Er ging offenbar davon aus, daß sich in Berlin kein Mensch an die vor dem Krieg überaus erfolgreiche Schauspielerin erinnern würde und, wenn doch, ihr Auftritt sowieso ein Mißerfolg werden würde. Dazu gehört schon einige Arroganz.

Er führte mit seiner Geliebten Ruth Berlau quasi über Jahre eine Art zweite Ehe. Mit ihr hatte er all die Auseinandersetzungen, die er seiner tatsächlichen Ehefrau verweigerte. Und er schwängerte die Geliebte. Als der gemeinsame Sohn Michel kurz nach der Geburt starb, versprach er ihr zum Trost, daß sie, wenn sie nach Berlin kämen, sofort ein Kind adoptieren würden. Er fragte nicht danach, was seine Frau wohl dazu sagen würde.

Vor dem ganzen Ensemble machte er seine Frau lächerlich. Bei einer Kostümprobe für ein Theaterstück, so schildert es die Biographin Kebir, fragte Brecht Helene Weigel wie immer nach ihrer Meinung. Es ging um die Bluse einer Schauspielerin. Brecht wollte, daß sie auf der Bühne eine graue trug, seine Frau fand eine gemusterte besser. Prompt trug die Schauspielerin während der gesamten Proben eine graue Bluse. Zur Premiere kam sie dann jedoch in der gemusterten Bluse auf die Bühne. Daraufhin verließ Brecht tief beleidigt sofort das Theater und sprach wochenlang nicht mehr mit seiner Frau.

Drei Jahre vor seinem Tod 1956 wollte sich Helene Weigel wieder einmal von Brecht trennen. Sie hatte bereits mit ihrer Tochter zusammen eine Wohnung bezogen. Das konnte Brecht nicht ertragen. Er tauchte bei ihr auf und überredete sie, wieder zu ihm zurückzukehren. Nur sie konnte anscheinend sein Rachebedürfnis stillen. Und prompt landete er wieder in ihrem Bett.

Der geniale Schachzug des Philosophen – Jean-Paul Sartre

Die Geschichte der weiblichen Emanzipation ist mit dem Namen Simone de Beauvoir untrennbar verbunden. Das ist um so interessanter, als sie fünfundfünfzig Jahre an der Seite eines bösen Buben zubrachte. Kurz vor ihrem Tod sagte sie über ihre Verbindung zu Jean-Paul Sartre: »In meinem Leben hat es einen unzweifelhaften Erfolg gegeben, und das ist meine Beziehung zu Sartre.« (Deirdre Bair, *Simone de Beauvoir*)

Simone de Beauvoir begegnete Sartre zum ersten Mal auf dem Campus. Der knapp 1,50 Meter große, stark schielende Sartre genoß schon als junger Student eine Art Kultstatus. Er galt als klügster Kopf einer kleinen Gruppe, die wegen ihrer Dünkelhaftigkeit besonders von Neuanfängern sehr bewundert wurde. Simone war tief beeindruckt und hätte gern zu dem auserwählten Kreis um Sartre gehört. Aber er zeigte keinerlei Interesse an ihr, obwohl er schon damals in dem Ruf stand, hübsche Frauen reihenweise flachzulegen.

Immerhin, ihr ansprechendes Äußeres und ihr Wissen über den deutschen Philosophen Leibniz verschaffte ihr schließlich Zutritt zu Sartres Studentenbude. Der fand ihren Vortrag nicht besonders gelungen, aber der Anfang war gemacht. Trotzdem mußte sie all ihren Charme und ihre Intelligenz einsetzen, um Sartre soweit zu bringen, daß er mit ihr ins Bett ging.

Offenbar war es ein gewisser Erfolg, denn sie blieben zusammen. Doch für den späteren Begründer des Existenzialismus sollte es keine Nullachtfünfzehn-Beziehung sein, sondern etwas ganz Neues. Er erklärte Simone, in einer wahrhaft aufrichtigen Beziehung sollten sich beide ihre Freiheiten lassen und keine Geheimnisse voreinander haben. Die Basis ihrer Beziehung sollte daher die Transparenz, die Offenheit sein. Und nicht nur das. Dieses Bündnis sollte jeweils für ein Jahr gelten und konnte in jedem Oktober neu besiegelt und mit einem Glas Wein begossen werden, falls es für ein weiteres Jahr erneuert wurde. Simone war von diesem Pakt begeistert. Aber ehrlich, hatte sie eine Wahl?

Sartre begann auch umgehend, diesen Pakt mit Leben zu füllen. Er nahm sich die Freiheit, mit einer anderen Frau zu schlafen und erzählte Simone hinterher alles haarklein, auch die intimen Details, da es ja keine Geheimnisse zwischen ihnen geben sollte. Im Grunde fühlte er sich geradezu verpflichtet dazu. Konnte er etwas dafür, wenn sie darunter litt?

Offenbar hatte sich Simone diesen Pakt doch anders vorgestellt. Es gab eine Phase, in der sie körperlich und seelisch darunter litt, häufig sogar in Tränen ausbrach. Sartre stellte sie damals ruhig, indem er ihr doch noch eine Heirat anbot. Das muß allerdings eher halbherzig gewesen sein, denn sie lehnte das Angebot ab. Möglicherweise traute sie sich auch nicht, ihren damals die Gesellschaft provozierenden Lebensstil zu verleugnen. Sie hatte Angst, sich lächerlich zu machen. Außerdem hatte sie wegen ihrer unkonventionellen Beziehung zu Sartre mit ihrer Familie gebrochen. Schon deswegen konnte sie nicht mehr zurück.

Es ist immer wieder verblüffend und nachgerade bewundernswert, wie schnell Frauen in der Lage sind, zu verdrängen und sich Dinge schön zu reden. Simone schluckte die Bettgeschichten und Schwärmereien ihres Lebensgefährten für andere Frauen, weil sie sich einredete, daß er sie mehr liebte als diese »dummen Dinger«.

Kaum hatte sie sich derart vor seinen demütigenden Enthüllungen geschützt, dachte er sich unter dem Deckmäntelchen der Offenheit eine neue Gemeinheit aus. Er schilderte ihr in seinen Briefen nicht nur alle Details seiner Liebschaften, er beschrieb ihr auch genüßlich die Körper der jeweiligen Frauen und was ihn daran angezogen oder abgestoßen hatte. Seine Briefe endeten jedesmal mit der Beteuerung, wie sehr er Simone liebte, und daß sie ihm doch bitte detailliert schreiben möge, was sie bei seinen Briefen fühlte.

Tatsächlich antwortete sie ihm brav, was sie fühlte, wenn er begeistert die Brüste einer Frau beschrieb. Kein Wort über ihre wahren Gefühle, kein Zornesausbruch, keine Entrüstung. Simone hatte bereits gelernt, ihre Gefühle zu leugnen.

Damit verdarb sie dem bösen Buben Sartre den Spaß. Er mußte für seinen Frauenhaß schärfere Geschütze auffahren. Deswegen fand er plötzlich, daß er das Gefühl hätte, »in einer konstruierten Beziehung gefangen zu sein«. Er sehnte sich nach Gefühlen (!), nach einem emotional aufregenden Leben und nicht nach Abgestandenheit. Jetzt wollte er sich richtig verlieben und dadurch die Beziehung zu Simone verändern.

Für dieses »Experiment« erwählte er Olga, eine Schülerin von Simone. Mit ihr begann er eine heftige, intensive Affäre, wobei er aber großen Wert darauf legte, daß Simone die voyeuristische Statistenrolle übernahm. In seinen Tagebüchern ist zu lesen, daß Olga als dritte Person die Ergänzung ihrer erstarrten Zweierbeziehung war, sie war das, »wonach wir verlangten«. Wir? Doch wohl eher er, denn die Beauvoir war sicher nicht besonders erpicht darauf, eine äußerst attraktive, sehr junge Konkurrentin in seinem Bett zu beobachten.

Dennoch nahm sie es hin, freundete sich sogar mit Olga

an und beschrieb ihre Dreiecksbeziehung in dem Buch *Sie kam und blieb*. Das wiederum ließ Sartre keine Ruhe. Als er Olgas Schwester Wanda kennenlernte, sah er eine Möglichkeit, sowohl Olga als auch Simone zu bestrafen. Er machte Wanda zu seiner Hauptgeliebten.

Aber das befriedigte seinen Frauenhaß offenbar nicht sonderlich. Er wurde unersättlich, sein Frauenkonsum grotesk. Die Beauvoir nahm seine Affären mittlerweile relativ gelassen hin. Zumindest nach außen hin. Sie hatte wieder einen Weg gefunden, sich die Kränkungen und Verletzungen nicht anmerken zu lassen. Sie redete sich ein, daß Sartre den Sex mit anderen Frauen für sein seelisches Gleichgewicht brauchte. Um dennoch wichtig für ihn zu bleiben, übernahm sie die Rolle des Kumpels. Sie brachte Sartre zu seinen Verabredungen und ließ sich bereitwillig die Rolle des unsympathischen Drachens zuschieben, wenn er eine lästig gewordene Liebschaft loswerden wollte.

Hélène, Simones Schwester, sah Sartre so: »Ich glaube, sein Hang zu schönen Frauen, seine Sammlerleidenschaft, war so etwas wie eine Vergeltung. Es war seine Art, die Komplexe wegen seines Aussehens zu bewältigen.« Simone de Beauvoir wollte es gern ähnlich sehen: »Ich war wohl vor allem deshalb bereit, diese undankbare Rolle zu übernehmen, um ihm die Konfrontation mit der schmerzlichen Wahrheit … seiner Häßlichkeit zu ersparen.«

Das ist zwar ein klitzekleines bißchen gemein, aber nichts als eine typisch weibliche Projektion. Kein Mann hadert so mit seinem Äußeren. Vermutlich wußte Sartre um seine Häßlichkeit, was aber zahllose Frauen nicht daran hinderte, gerne mit ihm ins Bett zu gehen. Seine Häßlichkeit war mit Sicherheit nicht sein Problem. Vielmehr liegt die Vermutung nahe, daß

Simone Probleme mit ihrer eigenen, immer wieder verschmähten und von ihr selbst verleugneten Weiblichkeit hatte.

Wie sehr die de Beauvoir ihre Weiblichkeit verdrängte, zeigt die Einschätzung der Schriftstellerin Natalie Serraute: »Der de Beauvoir war es gleichgültig, wie viele bezaubernde Frauen Sartre um sich scharte, solange sie nur dumm genug waren. Sobald es jedoch aussah, als könne sich Sartre ernstlich für eine Frau interessieren, schritt sie ein und machte dem ein Ende. Es durfte nur eine intelligente Frau in seinem Leben geben, das war sie selbst.«

Das Böse-Buben-Ritual hatte auch bei de Beauvoir funktioniert: Sie glaubte, die von ihm Auserwählte zu sein, sie war die einzige, die ihn wirklich verstand.

Was macht ein böser Bube, wenn es ihm nicht mehr gelingt, seine Partnerin durch seine Sexabenteuer auf die Palme zu bringen? Wenn seine Rache einfach so verpufft?

Sartre hatte die Lösung: Er verzichtete fortan konsequent auf den Sex – mit Simone. Seit ihrem dreißigsten Lebensjahr rührte er sie nicht mehr an. Das gestand sie ihrem späteren Liebhaber Nelson Algren. Konnte Sartre ihr deutlicher zu verstehen geben, daß sie für ihn keine richtige Frau war? Der böse Bube pur: Du bist zwar intelligent, aber als Frau taugst du nichts.

Trotzdem hielt die de Beauvoir an Sartre und ihrem Pakt mit ihm fest. Sie fand einen Weg, den Mann, den sie über alles liebte und bewunderte, fest an sich zu binden. Sie wurde für ihn unentbehrlich als Gesprächspartnerin und Vertraute, als Kritikerin und Mitarbeiterin. Auch sie zog ihre einzige Befriedigung daraus, seine Sache zu ihrer zu machen.

Als Sartre sah, daß es Simone nichts ausmachte, auf Sex

mit ihm zu verzichten, holte er zu einem neuen Vernichtungsschlag aus, indem er im Sommer 1939 das jährliche Ritual der Verlängerung ihres Paktes für überflüssig erklärte: »Wissen Sie (die beiden siezten sich), wir brauchen kein zeitlich beschränktes Abkommen mehr. Ich glaube, wir werden immer zusammenbleiben, immer zusammenbleiben müssen, weil uns niemand so gut verstehen kann, wie wir uns verstehen.«

Laut Biographin Deirdre Bair war die de Beauvoir so glücklich darüber, daß es ihr die Sprache verschlug. Arme Simone. Das, was über Jahre das Besondere ihrer Beziehung ausgemacht hatte, und für das sie jahrelang die schlimmsten Demütigungen hingenommen hatte, erklärte er plötzlich für null und nichtig.

Immerhin glaubte sie, Sartre jetzt endlich für sich gewonnen zu haben. Doch auch das war wieder nur die Einleitung für ein neues Spiel des bösen Buben. Er erklärte Simone nämlich, daß er seine Geliebte Wanda heiraten müsse. Sie sei krank und er müsse ihr beistehen. Das könne er aber nur, wenn er sie heiraten würde, denn dann würde er als Soldat drei Tage Urlaub bekommen.

Deirdre Bair schildert den Inhalt eines Briefes von Sartre an de Beauvoir. Darin heißt es, es sei ihm bewußt, daß dies für sie ein gewisses Maß an Verlegenheit mit sich brächte, aber vielleicht würde sie es unter diesen Umständen vorziehen, Paris für eine Weile zu verlassen. Und vielleicht könne er ja Wanda gegenüber behaupten, daß er nur zwei Tage Urlaub bekäme und dann einen Tag mit ihr verbringen?

Natürlich heiratete er Wanda nicht, aber mit dieser drohenden Angst mußte die de Beauvoir nun leben. Denn mit schöner Regelmäßigkeit brachte er diese Möglichkeit immer wieder ins Gespräch.

Der böse Bube ließ Simone nicht zur Ruhe kommen. Wann immer sie sich seinen Launen anpaßte, dachte er sich neue aus, die sie zutiefst beunruhigten. Beliebig stellte er alles auf den Kopf und sah zu, wie sie zappelte.

Ihr Pakt bestand immer noch, wenn auch nicht mehr die zeitliche Begrenzung. Trotzdem fuhr Sartre allein nach New York, ohne einen Grund dafür zu nennen. Zum erstenmal hatte er ein Geheimnis vor Simone und verletzte damit ihr Bündnis. Natürlich steckte wieder eine Frau dahinter. Sie hieß Dolores und war verheiratet.

Daß Sartre sie aus einer seiner Affären ausschloß, muß die de Beauvoir zutiefst verletzt und verunsichert haben. Ein Vertrauensbruch, der schlimmer nicht sein konnte. Als Simone ihn einmal fragte, ob er sich mehr mit Dolores oder mit ihr verbunden fühlte, verschlug seine Antwort ihr die Sprache. Deirdre Bair zitiert ihn: »Ich respektiere unseren Pakt, verlangen Sie nicht mehr von mir!«

Eine gemeinere Antwort kann man sich kaum ausdenken. Erstens hatte er durch seine Heimlichtuerei gerade ihr Bündnis verletzt. Zweitens verunsicherte er sie vollends, denn eigentlich bedeutete es ja, er mag die andere lieber. Was stellt sie einem bösen Buben aber auch solch eine Frage! Er hatte jedenfalls sein Ziel damit erreicht: Simone hatte Angst. Denn sie schrieb über diese sehr ambivalente Antwort, daß er damit ihre ganze Zukunft in Frage stellte.

Sie wußte nicht mehr, ob sie noch die wichtigste Rolle in seinem Leben spielte. Und Sartre schürte diese Angst, als er darauf bestand, daß sie in ihren Memoiren ausführlicher über Dolores schreiben müsse. Aber hier weigerte sich die de Beauvoir, und das zahlte er ihr mit einer weiteren Demütigung heim.

Gemeinsam hatten Sartre und de Beauvoir an der ersten Ausgabe der Zeitschrift *Les Temps Modernes* gearbeitet. Simone hatte sich sehr engagiert. Sartre kündigte ihr an, daß er diese erste Ausgabe mit einer Widmung erscheinen lassen würde, und meinte geheimnisvoll, diese Widmung würde sie sehr überraschen. Natürlich nahmen alle, einschließlich de Beauvoir an, daß sie gemeint war. Doch nach Erscheinen mußte sie über dem Einleitungsmanifest »Für Dolores!« lesen. Ein Affront, der seinesgleichen sucht, und eine öffentliche Bloßstellung.

Die Bedrohung durch Dolores war so ernsthaft geworden, daß de Beauvoir befürchtete, Sartre würde ihr entgleiten. Zumal er auch noch ankündigte, er würde in Zukunft jedes Jahr ein paar Monate mit Dolores in Amerika verbringen.

War es Angst oder Rache, die Simone dazu trieb, sich ebenfalls einen Geliebten in Amerika zu suchen? Wahrscheinlich beides. Jedenfalls verliebte sie sich in den Schriftsteller Nelson Algren, den sie nun ebenfalls einmal im Jahr in Chicago besuchte.

Algren litt unter dem Pakt, den Sartre und de Beauvoir geschlossen hatten. Er begriff nicht, was Sartre ihr wirklich bedeutete und warum sie sich ihm gegenüber zu Offenheit verpflichtet fühlte. Er glaubte ihr zwar, daß sie nicht mehr mit ihm schlief, aber es irritierte ihn, daß ihr die Arbeit mit Sartre wichtiger war als er. Er wünschte sich, daß sie bei ihm bleiben würde.

Statt dessen drängte de Beauvoir ihn, sich in der Zeit, in der sie in Frankreich sein würde, eine Geliebte zu nehmen. Wollte sie ihn prüfen? Hätte er sie für sich gewonnen, wenn er den Gedanken weit von sich gewiesen hätte? Oder wollte sie sich nur selbst beweisen, daß sie es Sartre mit gleicher Münze heimzahlen konnte? Oder glaubte sie immer noch, daß Sartres emotionale Schweinereien, die er an ihr beging, etwas mit Existentialismus zu tun hatten?

Wie dem auch sei, ihr Geliebter ließ sich auf ihren Vorschlag ein, und Simone litt darunter. Und um den Schmerz noch größer zu machen, drängte sie Algren, ihr alle Details über seine Liebesaffären zu schreiben. Vermutlich war es die ihr einzig mögliche Art, Nähe herzustellen und zu bekommen. Möglich ist auch, daß sie Angst vor ihren Gefühlen hatte, Angst davor, sich an einen Mann zu binden, der sie vielleicht wirklich liebte und ernst nahm. Als Frau.

Das würde zu einem Essay passen, den sie für die Zeitschrift *Flair* schrieb: »... Die Liebe, die von einer lebenslangen Zweierbeziehung ausgeht, verschlingt beide Partner in Handlungsunfähigkeit, Unbeweglichkeit, Langeweile – sie sind bereits tot. Anstatt verzweifelt an einem Dahinsiechen festzuhalten oder sich ganz abzuwenden, ... wäre es da nicht besser, zu einem Entwurf der Zukunft beizutragen? ... Haben erst Männer wie Frauen ihr Mißtrauen überwunden, werden sie entdecken, daß es nicht unmöglich ist, die freie und gleichberechtigte Paarbeziehung wiederherzustellen.«

Da muß man erst mal schlucken. War sie blind? Hielt nicht gerade sie an einer dahinsiechenden Beziehung fest? Glaubte sie wirklich, eine gleichberechtigte Partnerin zu sein?

Die Affäre mit Nelson Algren hatte zumindest etwas Gutes: Simone wurde von Dolores abgelenkt. Das wiederum paßte Sartre nun gar nicht. Schlagartig erlosch sein Interesse an der Amerikanerin. Plötzlich fiel ihm ein, daß er Simone als »Resonanzboden« brauchte, daß sie für sein Denken wichtig war. Alle Heiratsgerüchte mit Dolores erstickte er im Keim.

Als Dolores merkte, daß sie abgeschoben werden sollte, reiste sie nach Frankreich und setzte Sartre die Pistole auf die Brust. Er schickte sie weg. Empört reiste Dolores nach Amerika zurück zu ihrem Mann. Erleichtert wandte Sartre sich wieder seinem früheren Leben zu – er schlief mit jeder Frau, die ihm vor die Flinte kam, während Simone glücklich war, daß er weiterhin an ihrem Pakt festhielt.

»Von den jungen Dingern bis zu den erfahrenen Frauen von Welt waren alle von Sartres unwiderstehlicher Mischung aus Macht, Ruhm und verführerischer Häßlichkeit angezogen«, beschreibt Colette Audry, ein »Familienmitglied«, der Biographin Deirdre Bair die Situation. »Er eroberte sie, indem er ihnen das Seelenleben erklärte.« Sieh an, auch der böse Bube Sartre hatte eine Masche für sein Aufreiß-Ritual.

Wie verblendet muß eine Frau sein, wenn sie der neurotischen und zwanghaften Untreue eines Mannes eine positive Deutung geben will? De Beauvoir verlieh Sartres diesbezüglichen Aktivitäten ein geradezu akademisches Niveau: »Fremde Länder versuchte er sich nahezubringen, indem er Frauen aus dem Land eroberte«, bemerkte sie (Bair). Man mag nicht glauben, daß sie wirklich davon überzeugt war. Es war jedenfalls eine schöne Erklärung dafür, daß Sartre sich mit Lena Zonina, seiner Dolmetscherin in der damaligen Sowjetunion, einließ.

Im Alter von 44 Jahren verliebte sich Simone de Beauvoir in den siebzehn Jahre jüngeren Claude Lanzmann, der Jahre später durch seinen Film *Shoah* bekannt werden sollte. Die Beziehung mit Lanzmann beendete ihr Verhältnis mit Algren endgültig. Aber nicht den Pakt mit Sartre.

Sieben Jahre lang blieb sie mit Lanzmann zusammen, aber

ohne jegliche Abhängigkeit. »Nie nahm Beauvoir ihm Arbeit ab oder er ihr. Für beide wäre es undenkbar gewesen, vom anderen irgendwelche Art von Hausarbeit zu erwarten, und doch waren sie für alle ein Paar«, schreibt die Biographin Deirdre Bair. Beauvoir selbst schreibt in ihren Memoiren *Der Lauf der Dinge*: »Die Gegenwart Lanzmanns ließ mich mein Alter vergessen ... Ihm verdankte ich es, wenn mir tausenderlei Sachen wieder zuteil wurden. Freude, Staunen, Besorgnis, Lachen und die Frische der Welt. Ich kehrte in die Heiterkeit meines Privatlebens zurück.«

Es war wohl viel mehr: Dieser Mann gab ihr ihre Gefühle zurück, die sie bei Sartre stets unterdrücken mußte.

Das konnte Sartre nicht so einfach auf sich beruhen lassen. Er begann nicht nur ein Verhältnis mit der achtzehnjährigen Studentin Arlette Elkaim, sondern machte sich gleichzeitig auch an Lanzmanns Schwester, die Schauspielerin Evelyne Ray, ran. Für sie schrieb er das Stück *Die Eingeschlossenen von Altona*.

Ray wurde mit Sartres Indifferenz nicht fertig. Sie liebte ihn, wollte mit ihm leben und Kinder mit ihm haben. Und anscheinend hat er ihr anfangs auch das Gefühl gegeben, daß er nichts anderes wollte. Tatsächlich wurde sein Verhältnis zu ihr als ungewöhnlich eng beschrieben. Seine Dauergeliebte Wanda hielt Ray sogar für ihre größte Rivalin. Doch da Sartre nun einmal ein böser Bube war, kam es natürlich nicht zu dieser Idylle. Angeblich konnte er nicht ertragen, daß Ray ihre Liebe zu ihm so offen zeigte und Forderungen stellte. Möglich ist aber auch, daß er diese Anhänglichkeit von ihr nur zuließ, um indirekt Lanzmann und damit Simone zu treffen. Auf der Strecke blieb Evelyne Ray. Sie brachte sich noch vor ihrem dreißigsten Geburtstag um.

De Beauvoirs Einfluß auf Sartre nahm trotz ihrer Bemühungen stetig ab. Er umgab sich gern mit einer Schar revolutionärer junger Leute, deren Meinung ihm immer wichtiger wurde. Dennoch glaubte sie nach wie vor an den Pakt und an die Ehrlichkeit in ihrer Beziehung.

Er belehrte sie wieder einmal eines Besseren. Ohne ihr Wissen adoptierte Sartre seine junge Geliebte Arlette Elkaim. Simone erfuhr es zufällig von einem betrunkenen Freund. Ronald Haymann, einer der Biographen Sartres, nannte es »einen Akt der Aggression gegen de Beauvoir. De Beauvoirs Lohn für ihre lebenslange Hingabe bestand darin, mitansehen zu müssen, wie die jüngste ihrer Rivalinnen unanfechtbar alles bekam, was Sartre jemals geschrieben oder besessen hatte.«

Sartre begündete seinen Entschluß damit, daß er an die Zukunft seines Werkes gedacht hatte, als er es in junge Hände legte. Wer's glaubt, wird selig. Die Vermutung liegt nahe, daß er Simone damit eins auswischen wollte. Und der Schlag ging unter die Gürtellinie. Wenn man davon ausgeht, daß Frauen in ihren Beziehungen oft den in der Kindheit nicht vorhandenen Vater suchen, dann ist Sartres Adoption an Grausamkeit nicht zu überbieten: Er machte sich zum Vater, unerreichbar für de Beauvoir. Er wurde für seine junge Geliebte, was Simone insgeheim vielleicht ihr Leben lang in ihm gesehen und gesucht hatte. So gesehen, war es ein gnadenloser Akt der Zurückweisung.

De Beauvoir hatte dem nichts entgegenzusetzen als eine billige Retourkutsche. Sie adoptierte ihrerseits die Studentin Sylvie le Bon, die Simone rückhaltlos bewunderte. Diese junge Frau wurde die letzte ständige Wegbegleiterin von Simone de Beauvoir. Feministinnen spekulierten, ob die Frauen ein Liebespaar waren, was de Beauvoir aber abstritt.

Drei Monate vor seinem Tod 1980 versetzte Sartre der de Beauvoir den letzten und einen der brutalsten Schläge. Inzwischen war er sehr krank. Er hatte den Autor Benny Lévy zu seinem Sekretär gemacht und mit ihm gemeinsam einen Text verfaßt, den er Simone erst zu lesen gab, als er fertig war. Darin vertrat er völlig andere Theorien als diejenigen, die sie gemeinsam in all den Jahren entwickelt hatten. Nun verfocht er statt des Existentialismus die marxistisch beeinflußte Idee der Brüderlichkeit. Hatte er früher behauptet, die Menschen seien unabhängig, vertrat er nun die Auffassung, daß jedes Individuum von allen anderen abhängig ist.

Deirdre Bair zitiert de Beauvoir: »Er ließ keinerlei Gefühlsregung erkennen, während ich las. Ich war außer mir. Ich konnte vor Tränen der Wut und Entrüstung die Zeilen kaum erkennen. Ich konnte mich kaum auf das konzentrieren, was ich las, weil ich so aufgebracht war. Was mich aber am meisten empörte, war die respektlose Art, in der er (Lévy) ihn anredete.«

Wieder einmal kämpfte Simone auf einem Nebenschauplatz, anstatt der Wahrheit ins Gesicht zu sehen: Sartre zerstampfte gerade ihr Lebenswerk, für das sie gelitten hatte, für das sie alle Demütigungen hingenommen hatte. Er vernichtete die einzige Sicherheit in ihrem Leben. Er warf ihr sozusagen ihr gemeinsames Leben mitsamt dem Pakt vor die Füße. Und sie regte sich am meisten darüber auf, daß der Sekretär Sartre duzte.

Verzweifelt versuchte sie, die Veröffentlichung des Textes zu verhindern. Aber sie hatte keinen Erfolg. Sartre rief seinen Verleger an und holte zum endgültigen Vernichtungsschlag aus: »Ich weiß, daß meine Freunde Sie angesprochen haben, aber ich weiß auch, daß sie sich irren, denn der Gang meines Denkens entgeht ihnen allen, einschließlich Castor.« (Zur Erklärung: Sartre nannte Simone de Beauvoir Castor, was auf Deutsch Biber heißt. Ein Student hatte sie so genannt wegen ihres Fleißes, und dieser Name wurde von engen Freunden übernommen.)

Damit hatte Sartre nichts anderes gesagt, als daß Simone de Beauvoir keine Ahnung von seinen Gedanken hatte. Am Ende seines Lebens vernichtete er auch sie, indem er ihr absprach, ihn verstanden zu haben. Mit anderen Worten: Die fünfundfünfzig Jahre, die sie ihm gewidmet hatte, waren ein Irrtum? Fünfundfünfzig Jahre hatte sie sich daran festgehalten, die einzige zu sein, die seinen Geist, seinen Intellekt mit ihm teilte. Ein ganzes Leben lang hatte sie sich in dem Glauben gewähnt, die einzige zu sein, die ihn verstand. Für das gemeinsame Werk hatte sie verdrängt und verleugnet, hatte immer wieder Kraft daraus geschöpft, daß er sie dafür brauchte.

Fünfundfünfzig Jahre hingegeben an einen bösen Buben, der sie, schon mit einem Bein im Grab, ein letztes Mal vor aller Augen zutiefst demütigte.

»Mit meinem Sohn kann keine Frau glücklich werden« – Pablo Picasso

Picassos Mutter warnte die junge Olga Khoklova: »Du armes Mädchen, du weißt nicht, worauf du dich einläßt. Wenn ich ein Freund (von dir) wäre, würde ich dich bitten, es unter keinen Umständen zu tun (zu heiraten). Ich glaube nicht, daß irgendeine Frau mit meinem Sohn glücklich werden könnte. Er ist nur für sich da, nicht für andere.« So zitiert es Françoise Gilot in ihrer Biographie *Leben mit Picasso*.

Durch die Heirat mit der russischen Adligen Olga Khoklova bekam der vierzigjährige Picasso Zutritt zu den gehobeneren Kreisen in Paris, die ihm als noch nicht so bekanntem Künstler verschlossen waren. Er freute sich auf ein Bohemeleben, das das junge Paar auch bald zu führen begann. 1923 wurde Sohn Pablo geboren und der Haushalt vergrößerte sich. Mit Kindermädchen, Kammermädchen, Köchin, Chauffeur und allem, was dazugehört, startete das junge Paar in die vorprogrammierte Ehekrise. Picasso wurde berühmt, die Frau an seiner Seite wurde verrückt.

Picasso betrog Olga ständig und war dabei auch nicht wählerisch. Sein Malerauge war für schöngebaute Frauen empfänglich. Aber auch vor den Frauen seiner Freunde schreckte Picasso nicht zurück. So schlief er mit der zartgliedrigen Akrobatin Nush, der Frau seines engsten Freundes Paul Eluard. »Es war von mir auch eine Geste der Freundschaft. Ich tat es nur, um ihn glücklich zu machen. Er sollte nicht denken, ich möge seine Frau nicht.« (Gilot)

Ein wahrhaft heroischer Freundschaftsbeweis.

Die Trennung von Olga erfolgte 1935, kurz bevor seine Geliebte Marie-Thérèse Walter ihre gemeinsame Tochter Maya zur Welt brachte. Doch auch Marie-Thérèse hatte er schnell satt und begann ein Verhältnis mit der Künstlerin Dora Maar, das zehn Jahre halten sollte.

Seine langjährige Gefährtin und Nachfolgerin von Dora Maar, Françoise Gilot, beschrieb Olga Khoklova in ihrer Biographie folgendermaßen:

»Ich sah sie einen Monat, nachdem ich Pablo kennengelernt hatte. Als die kleine, rothaarige Frau mittleren Alters mit einem schmalen verkniffenen Mund auf uns zukam, stellte Pablo sie mir vor. Als sie vor uns ging, war mir aufgefallen, daß sie mit kleinen steifen Schritten ging, wie ein Zirkuspony. Ihr faltiges Gesicht war mit Sommersprossen übersät und ihre hellen grünlichen Augen flogen überallhin. Wenn sie sprach, sahen sie niemanden direkt an. Alles, was sie sagte, wiederholte sie wie eine zersprungene Schallplatte, und wenn sie aufhörte, um Atem zu holen, stellte man fest, daß sie gar nichts gesagt hatte. Als ich sie sah, war mein erster Eindruck, daß sie überaus neurotisch sein müßte.«

Olga war eine rasend eifersüchtige Frau. An dem betreffenden Abend lauerte sie haßerfüllt vor der Galerie auf Picasso, weil sie hoffte, daß er zur Vernissage seiner Exgeliebten Dora Maar gehen würde, die sie noch für ihre Rivalin hielt. Später, als sie begriff, daß es zwischen den beiden längst zu Ende war, ging ihr blanker Haß auf Françoise über. Olga konnte regelrecht ausrasten und traktierte Françoise sogar einmal mit Fußtritten und Schlägen. Ihr verwirrter Verstand gaukelte ihr vor, daß die Frauen schuld daran waren, daß Picasso ihr nicht mehr gehörte. Deshalb hätte sie jede einzelne am liebsten von seiner Seite geprügelt. Die früher so stolze Olga war zur Karikatur einer sitzengelassenen Frau geworden, lächerlich, mitleiderregend und verrückt.

Olga bezahlte ihre Liebe zu einem bösen Buben mit dem Verlust ihres Verstandes.

Françoise Gilot und Picasso sahen sich das erste Mal 1943 im Catalan, einem Restaurant am linken Seineufer, das bei den angesagten Künstlern besonders beliebt war. Der vierzig Jahre ältere Picasso saß mit ein paar Freunden und seiner Geliebten Dora Maar an einem Nebentisch.

»Picasso gestikulierte, er drehte sich, er wendete sich, sprang auf, lief schnell hin und her«, beschreibt Françoise Gilot die Situation. Und ihn: »Stämmig, robust, mit blitzenden Augen, wie ein schönes Tier.« Picasso setzte sich in Szene, Françoise Gilot glaubte allerdings, daß seine Seitenblicke nicht ihr galten, sondern dem bekannten Schauspieler an ihrem Tisch und ihrer attraktiven Freundin.

Dora Maar saß stolz und mit unbewegtem Gesicht an ihrem Platz. Wahrscheinlich hatte sie solche Szenen dutzendfach erlebt.

Nach einer Weile ließ der große Maler seine Runde allein und kam zu ihnen an den Tisch. Er kannte den Schauspieler flüchtig und bat ihn wie selbstverständlich darum, daß er ihm die beiden Damen vorstellte. Françoise wurde vor Picasso als die Intelligente eingeführt, während ihre Freundin die Schöne war. Die Vier kamen schnell ins Gespräch und genauso rasch wurde auch darüber geredet, was die beiden Frauen machen würden. »Wir sind Malerinnen«, antwortete die Freundin, woraufhin Picasso in schallendes Gelächter ausbrach.

Das verwundert nicht. Gehört das Verachten und Kleinmachen doch zu den Ritualen des bösen Buben. Françoise Gilot wußte von Anfang an, daß ihr dieser Mann gefährlich werden konnte. Seine Energie hatte etwas Bedrohliches, als würde ein Kräftemessen auf sie zukommen. Er machte ihr angst, aber es war gleichzeitig ein wunderbar erregendes Gefühl, und als Picasso die beiden Frauen zu sich in sein Atelier einlud, freute sie sich sehr darüber.

Vier Tage später besuchte Françoise Gilot mit ihrer Freundin den berühmten Maler. Sie schilderte das Atelier wie einen Tempel, der Picasso geweiht zu sein schien. Nur er konnte sich frei darin bewegen. Beim Abschied bat er die beiden, »wenn Sie das nächste Mal kommen, kommen Sie nicht wie die Pilger nach Mekka. Kommen Sie, weil Sie mich mögen, weil Sie meine Gesellschaft interessant finden und weil Sie eine einfache, direkte Beziehung zu mir haben möchten.« Ach, der Gute, Bescheidene.

Sie kam immer wieder in sein Atelier. Aber obwohl es zwischen ihnen heftig knisterte, ging es bei ihren Treffen vordergründig nur um die Malerei. Bis Picasso ihr endlich zeigte, daß er sie begehrte.

Carlton Lake, der Autor ihrer Biographie, beschreibt es so: Picasso kam nahe an sie heran. Plötzlich küßte er sie mitten auf den Mund. Als sie ihm keinen Widerstand leistete und auch noch sagte, daß sie nichts gegen einen Kuß hätte, war er entsetzt. »Das ist widerlich«, sagte Picasso daraufhin. »Mindestens hätten Sie mich wegstoßen müssen. Sonst käme ich womöglich auf die Idee, ich könnte mit Ihnen machen, was ich will.« Sie konterte, noch ganz selbstbewußte Frau, daß er weitermachen solle. Er solle über sie verfügen. Er schaute sie mißtrauisch an und fragte, ob sie in ihn verliebt sei. Sie verneinte. Sie möge ihn. Mehr nicht. Er fand ihre Einstellung zur Sexualität abstoßend und führte an, daß er sie nicht verführen könne, wenn sie keinen Widerstand leisten würde. Punkt. Der Jagdinstinkt des bösen Buben war erloschen. Zu willig warf sich ihm die Beute vor die Füße.

Picasso gab seine Annäherungsversuche erst einmal auf. Auch Françoise unterbrach ihre Besuche, um Ferien zu machen. Als sie sich nach Monaten wiedersahen, hatten beide das Gefühl, endlich einen Menschen gefunden zu haben, der sie wirklich verstehen würde.

Sie schliefen das erste Mal zusammen und Françoise verliebte sich leidenschaftlich in den älteren Mann. Doch die Liebesbeziehung der beiden litt unter seiner Launenhaftigkeit. Vom zärtlich verspielten Liebhaber bis zum harten, brutalen Mann wechselte die Stimmung von einem Tag auf den nächsten, manchmal sogar von einer Sekunde auf die nächste.

Sie fühlte, daß ihm das Interesse an ihr gegen den Strich ging. So sagte er: »Ich darf mich nicht zu tief mit dir einlassen!« Oder: »Du darfst dir nicht einbilden, daß ich für immer an dir hängen werde!«

Sie glaubte, daß er gegen die Wirkung ankämpfte, die sie auf ihn ausübte und daß er sie deswegen auch bekämpfen mußte. Einmal sagte er: »Ich weiß nicht, warum ich dich überhaupt gebeten habe zu kommen. Ich hätte viel mehr Spaß daran, ins Bordell zu gehen.« Eine kleine Abwertung gefällig?

Picasso war der Überzeugung, daß es nur zwei Arten von Frauen gäbe: Göttinnen und Fußabstreifer. »Immer, wenn er dachte, ich könnte mich zu sehr als Göttin fühlen, tat er, was er konnte, um mich zum Fußabstreifer zu erniedrigen.« Seine Bemerkungen waren beleidigend und verletzend. So verglich er die Menschen um ihn herum (sie eingeschlossen) mit Staubkörnern, die mit einem Besen zur Tür heraus zu kehren wären.

Sie kämpfte mit ihm. Um ihre Ehre, um ihr Selbstbewußtsein als Malerin, um ihre Liebe. Ihre Beziehung war dabei intensiv und ausschließlich. Und wenn die Stimmung zwischen ihnen zu explodieren drohte, suchte sie den Abstand. Doch es fiel ihr nie leicht, sich von Picasso für ein paar Tage oder Wochen zu trennen. »Es gab Augenblicke, in denen es mir körperlich beinahe unmöglich erschien, fern von ihm zu atmen.«

Noch ging Picasso nicht fremd, obwohl er von anderen Frauen schwärmte. Aber nach der Geburt ihrer beiden Kinder errichtete Picasso plötzlich eine unüberwindliche Mauer zwischen ihnen. Auf welche Art sich Françoise auch bemühte und versuchte, ihn zu erreichen, es gelang ihr nicht. Er wollte plötzlich nichts mehr von ihr wissen.

»Du warst eine Venus, als ich dich kennenlernte. Jetzt bist du ein Christus – und zwar ein romantischer Christus, bei dem man alle Rippen zählen kann. Du begreifst doch hoffentlich, daß du mich so nicht interessierst«, erklärte er. Sie entschuldigte sich unglücklich damit, daß sie krank sei. Für ihn war ihre Krankheit keine Entschuldigung und erst recht kein Grund, um schlecht auszusehen. Er machte ihr Vorwürfe, sie ließe sich gehen und würde sich vernachlässigen. »Jede andere Frau würde nach der Geburt eines Babys schöner werden – aber nicht du. Du siehst aus wie ein Besenstiel. Denkst du, ein Besenstiel kann jemanden reizen? Mich jedenfalls nicht.«

Und dann erfuhr sie von einer Außenstehenden, woran es lag, daß er sich so verändert hatte. Picasso hatte eine Liaison mit einem Mädchen, mit dem er nach Tunesien reisen wollte.

Sie war nicht überrascht, aber maßlos verletzt. Schlimmer als der Betrug war für sie, daß Picassos Freunde mitgespielt hatten, ihn in seinem heimlichen Abenteuer zu unterstützen. Sie hatte Picassos Freunde auch für ihre Freunde gehalten und mußte nun die Erfahrung machen, daß das eine Fehleinschätzung war. Solange sie mit Picasso zusammen war, wurde sie mit Aufmerksamkeit überschüttet, aber jetzt in der Krise und vor allem später nach dem Bruch zwischen ihnen wurde sie von einigen nicht mal mehr auf der Straße gegrüßt.

Als Picasso kurz nach diesem ersten Seitensprung seinen siebzigsten Geburtstag feierte, fühlte er sich plötzlich um Jahre gealtert. Die Folge war die Angst vor dem Tod und ein unersättlicher Hunger nach Jugend und nach neuen, jungen Frauen, die er jetzt reihenweise erobern mußte.

Picasso fragte Françoise, warum sie nicht sauer reagierte. Ob sie ihn nicht daran hindern wollte, in fremde Betten zu steigen? Sie antwortet ihm, wie schrecklich sie es selbst fände, daß sie das nicht interessierte. »Jetzt nicht mehr«, drückt sie das Ende ihrer Liebe zu ihm aus.

Krank und verzweifelt nahm sie ihren letzten Rest Kraft zusammen und verließ ihn kurz nach diesem Gespräch, weil sie wußte, daß sie an seiner Seite vor die Hunde gehen würde. Picasso war wütend darüber. Verlassen hatte ihn noch keine Frau. War er doch der große Picasso! Und wer war sie denn schon? Eine kleine dahergelaufene Malerin. Trotzdem verzieh er ihr den Weggang nicht. Er rächte sich, indem er ihr das nahm,was sie unabhängig machte: ihre Arbeit. »Gelegentlich – selbst heute noch (1963) – sagen mir die Kunsthändler, daß sie gern meine Arbeiten kaufen oder ausstellen würden, es aber nicht wagten, da sie befürchten mußten, Pablos Wohlwollen zu verlieren«, erklärte Françoise Gilot.

König Blaubart und seine Opfer – Heinrich VIII.

Alle Herrscher kamen zu allen Zeiten in jedes Bett und machten reichlich Gebrauch davon, daß ihnen keine Frau widerstehen durfte. In der Hierarchie der Verführer steht Heinrich VIII. übrigens nicht an erster Stelle, auch wenn viele seiner Biographen behaupten, daß der tyrannische König ein wahrer Lüstling gewesen sein soll. Doch Franz I. und Karl V. schlagen ihn in diesem Punkt um Längen.

Aber durch die Art und Weise, wie Heinrich mit seinen sechs Ehefrauen umsprang, gehörte er zu den bösen Buben erster Güte. Er ist der Blaubart unter ihnen, dessen Frauenhaß lebensgefährlich für die Frau an seiner Seite werden konnte.

Dabei hatte der junge Heinrich durchaus auch die positiven Eigenschaften des bösen Buben. Er mochte Feste, Bankette, Maskeraden, Theateraufführungen, Jagden und sportliche Wettkämpfe und genoß es, interessante Leute am Hof zu versammeln.

Im Bogenschießen und im Tennis stand Heinrich auch seinen Mann. Er konnte sogar den Bogen kraftvoller als jeder andere in England spannen und war außergewöhnlich treffsicher. Im Zweikampf mit dem Schwert galt er als unbesiegbar. Vielleicht war er auch nur ein schlechter Verlierer, und alle wußten das.

Er genoß es, sich in schon damals veralteter Manier als treuen, tapferen, unbesiegbaren Streiter für Ehre, Ruhm und Unsterblichkeit feiern zu lassen. Obwohl es ihm im Umgang mit seinen Frauen gerade an diesen hehren Zielen mangeln sollte.

Heinrich folgte dem Wunsch seines Vaters und ehelichte im Alter von siebzehn Jahren Katharina von Aragon, die Witwe seines früh verstorbenen Bruders.

»Das Leben am königlichen Hof ist wie ein immerwährendes Fest«, schrieb Katharina denn auch begeistert an ihren Vater. Die frischgebackene Ehefrau liebte ihren Heinrich über alles, und auch er soll sie sehr gemocht haben. Damals drückte man sich etwas neutraler aus: »Eine glückliche Verbindung, getragen von gegenseitiger Zuneigung und tiefem Respekt«, schrieb Heinrich-Biograph Uwe Baumann und zitierte den König 1516 nach der Geburt seiner ersten Tochter: »Wir sind beide noch jung; wenn es diesmal ein Mädchen ist, so werden durch die Gnade Gottes Knaben folgen!«

Doch Katharina schenkte ihm »nur« eine Tochter und nach vielen Fehlgeburten keinen männlichen Erben, der die ersten Wochen überlebte.

Langsam zweifelte Heinrich daran, daß seine Heirat mit Katharina die richtige Wahl gewesen war. Sie wurde älter und verlor viel von ihrer Schönheit. Heinrich fand Trost in anderen Betten. Aber Katharina war weiterhin die Frau an seiner Seite, und sie ging auch davon aus, daß sie es bleiben würde.

Mit sechsunddreißig Jahren traf der gutaussehende Monarch die zierliche und kluge Anne Boleyn, der er sofort glühende Liebesbriefe schickte, obwohl er Lesen und Schreiben eigentlich abgrundtief haßte. Doch Anne gab dem König trotz seiner romantischen Schmeicheleien nicht nach, wie die anderen vor ihr. Sie wollte sich nicht mit einer Affäre zufriedengeben und verweigerte sich Heinrich tugendhaft und konsequent. Anders übrigens auch als ihre ältere Schwester Mary, mit der er ein Verhältnis gehabt hatte.

Annes Zurückhaltung stachelte seine Lust noch mehr an. Und bald war er von dem Wunsch besessen, daß sie die Frau war, die er heiraten wollte. Dafür mußte er allerdings zunächst einmal Katharina loswerden.

Doch die katholische Kirche ließ den König zappeln. Trotz vieler demütiger Bittbriefe zog sich das komplizierte Verfahren der Eheauflösung über Jahre hin. Und irgendwann mußte Anne seinem Drängen nachgegeben haben. 1532 konnte jeder sehen, daß sie schwanger geworden war.

Damit der zukünftige Thronfolger – Heinrich war sicher, daß es ein Junge werden würde – ehelich und als rechtmäßiger Thronfolger zur Welt kommen konnte, brauchte er jetzt eine schnelle Scheidung. Nach seinen Plänen verabschiedete das englische Parlament deshalb ein Gesetz, das verbot, in kirchlichen Streitfragen an Rom zu appellieren. Damit war der Bruch vollzogen. Die englische Kirche hatte sich von Rom getrennt. Und Heinrich machte sich zum Oberhaupt seiner neuen Kirche.

Schon fünf Tage nach der Scheidung heiratete er Anne Boleyn, die am Ziel ihrer Wünsche angekommen war. Sie stand als rechtmäßige Gattin an der Seite ihres geliebten Königs.

Katharina, vom Titel her jetzt die Prinzessin-Witwe von Wales, war verzweifelt und gedemütigt. Doch selbst als sie im Sterben lag, dachte sie noch sehnsüchtig an ihren Heinrich und diktierte ihrem Arzt einen versöhnlichen Brief. Das Schreiben endete mit »... Endlich spreche ich diesen Wunsch aus, daß meine Augen Euch über alles zu sehen wünschen. Lebt wohl.«

Das königliche Paar sonnte sich in seinem Glück. Aber entgegen den Voraussagen ihrer Astrologen bekam Anne ein Mädchen. Heinrich war maßlos enttäuscht. Er war nicht mehr sicher, ob seine Entscheidung für Anne richtig gewesen war. Aber jetzt war der Weg für ihn wenigstens schon bereitet, um eine lästige Ehefrau loswerden zu können.

1536 folgte eine Fehlgeburt. Es wäre ein Junge geworden. Als Grund dafür gab Anne den schweren Reitunfall des Königs an, der sie sehr verängstigte. Und außerdem konnte sie es nicht ertragen, daß der König sie betrog.

Heinrich ging fremd. Diese neue Geliebte war Jane Seymour, seine spätere dritte Frau, die er Anne schon drei Jahre nach ihrer Hochzeit präsentierte.

Annes Versuch, den König zurückzugewinnen, scheiterte kläglich. Er wollte sie los sein. Er ließ sich scheiden. Und sie wegen Konspiration gegen den König und wegen Ehebruchs anklagen. Anne beschwor ihre Unschuld und verteidigte sich glaubwürdig, da sie an den betreffenden Tagen gar nicht mit dem angeblichen Ehebrecher hatte zusammensein können. Statt dessen beschwor sie ihre Treue und Liebe zu Heinrich. Aber das half ihr nicht. Anne wurde nach dem Richterspruch im Tower enthauptet.

Man munkelte damals, daß es da noch etwas anderes gab, was ihr der König vorwarf: ihre angebliche Sittenlosigkeit. Man scherzte, lästerte und lachte in der königlichen Umgebung, auch über die geringen Fähigkeiten des Königs, im Bett seiner Ehefrau beiwohnen zu können. Das konnte Heinrich natürlich nicht auf sich sitzen lassen, selbst wenn er keine Lust mehr hatte, mit Anne zu schlafen.

Seine dritte Frau, die bieder-brave Jane Seymour, starb nach der Geburt ihres ersten Sohnes. Von der vierten, Anna von Kleve, ließ er sich schon vor dem Sprung ins Ehebett scheiden, weil sie häßlicher war, als er sich das in seinen schlimmsten Alpträumen vorgestellt hatte.

Die Geschichte mit Anne wiederholte sich als etwas lauer zweiter Aufguß mit seiner fünften Frau, mit der blutjungen, bildhübschen und lebenslustigen Catherine Howard. Heinrich war inzwischen dick und unbeweglich geworden. Catherine wurde ihm von Norfolk, ihrem Onkel, serviert, »und er schnappte begierig nach dem weiblichen Köder«, laut Uwe Baumann.

1540 heiratete Heinrich seine »Rose ohne Dornen« und war bereits 1541 davon überzeugt, daß Catherine ihn betrog und hinter seinem Rücken gegen ihn konspirierte. Also fort mit ihr. Sie wurde 1542 im Tower enthauptet.

Nur die sechste, Catherine Parr, überlebte die drei Jahre an der Seite des bösen Buben, die er selbst noch zu leben hatte. Heinrichs Frauenhaß ist legendär geworden. Er erinnert an Ritter Blaubart aus dem Märchen von Perrault, der seine Frauen tötete, wenn sie trotz seines Verbotes ein bestimmtes Zimmer betreten hatten.

Vielleicht war das auch der Reiz für Catherine Parr. Einen so mächtigen Mann mit solchem Ruf zu zähmen und glücklich zu machen – was für eine Aufgabe für eine Frau.

Das Genie und die natürliche Verschlagenheit des Weibes – Albert Einstein

Im ersten Anflug schwesterlicher Solidarität mag sich Mitleid für die dermaßen gebeutelten Frauen einstellen. Aber warum eigentlich? Sie waren alle intelligent, hatten einen Beruf und hätten vermutlich mühelos ihren eigenen Weg gehen können. Sie ketteten sich freiwillig und mehr oder weniger sehenden Auges an diese Männer. Was aber ist mit den Frauen, die sich nicht in ihre eigene Welt flüchten können, die weder mit Geld noch mit Arbeit ihr emotionales Elend verdrängen können? Ihnen sollte unser Mitleid gehören, denn sie sind die wahrhaft tragischen Figuren in der Inszenierung des bösen Buben.

Mileva Einstein hat vermutlich nie begriffen, welche Rolle sie für Einstein spielte. Sie unterlag dem – verständlichen – Irrtum, daß er sie liebte. Aber auch er verkannte Mileva. Er glaubte, in ihr eine Frau vor sich zu haben, die unabhängig, intelligent und ihm geistig gewachsen war. Also vielversprechendes Material für einen bösen Buben und seinen verborgenen Frauenhaß.

Doch Mileva war, trotz ihrer unbestrittenen Intelligenz, zu geradlinig und zu naiv, um auf Dauer reizvoll für Einstein zu sein. Sie bot seiner heimlichen Verachtung keinen Widerstand, was zur Folge hatte, daß sie ihn um den prickelnden Kick des Niedermachens, den Machtkampf, brachte. Er konnte seine Verachtung nur noch ganz offen zeigen, und das ist für den bösen Buben wie Pasta ohne Knoblauch, nämlich fade. Mileva war Einsteins einziger Irrtum.

Vielleicht lag es daran, daß Mileva für ihre Zeit schon eine außergewöhnliche Frau war. Sie war ehrgeizig, begabt und relativ früh selbständig, da sie, um verschiedene Schulen zu besuchen, häufig von zu Hause wegmußte. Ihr Vater förderte sie sehr, besorgte ihr eine Sondergenehmigung, damit sie als Privatschülerin das Königliche Obergymnasium besuchen durfte. Es handelte sich um eine reine Knabenschule, und Mileva war eine der ersten Frauen in Österreich-Ungarn, die zusammen mit Jungen in einem Raum unterrichtet wurden. Dort erhielt sie auch die Erlaubnis, am Physikunterricht teilnehmen zu dürfen. Bei den Abschlußprüfungen erhielt sie in Mathematik und Physik die besten Zensuren.

Die Vermutung liegt nahe, daß Mileva ihre Intelligenz nutzte, um ein körperliches Handikap zu kompensieren. Sie kam mit einer Verrenkung der Hüfte zur Welt, was erst bemerkt wurde, als sie zu laufen anfing. Sie hinkte. Ebenso kann man als sicher annehmen, daß sie darunter litt, was wiederum Auswirkungen auf ihr Selbstwertgefühl gehabt haben dürfte. In der Einstein-Biographie *Die geheimen Leben des Albert Einstein* von Roger Highfield und Paul Carter wird Mileva als schüchternes, in sich gekehrtes kleines Mädchen beschrieben.

Andererseits entwickelte sie vor und während ihres Studiums enormes Durchsetzungsvermögen. Trotz der damals noch allgemein herrschenden Vorurteile gelang es ihr, sich in Zürich in einer der Elite-Universitäten Europas für das Mathematik- und Physikstudium einzuschreiben. Sie wollte Oberschullehrerin werden. Sie war in ihrem Jahrgang die einzige Frau und ließ sich die Butter nicht vom Brot nehmen. Wenn es sein mußte, legte sie sich auch mit den Professoren an.

Einstein studierte zur gleichen Zeit wie sie in Zürich, und es liegt auf der Hand, daß er sich für die einzige Frau dort interessierte, zumal er schon die ersten Anzeichen des bösen Buben erkennen ließ. Er sah für damalige Verhältnisse gut aus, war mit 1 Meter 76 Körpergröße weiß Gott nicht klein, wie gern behauptet wird, er war charmant und provozierte Frauen gern mit seinem Humor. Außerdem hatte er keinen Respekt vor Autoritäten und muß schon damals ziemlich von sich überzeugt gewesen sein. Mit anderen Worten: Er hatte Ausstrahlung. Mileva lernte ihn kennen, als sie sich gerade mit einem ihrer Professoren über eine Versuchsreihe stritt. Einstein machte ihr ein Zeichen, sich zu beruhigen und, so die Biographen, schlug ihr vor, sie solle ihm ihr Notizbuch geben, damit er »ein annehmbares Resultat herausrechnen« könne. Damit rettete er ihren Versuch.

In der Biographie von Highfield und Carter finden sich Andeutungen, daß Mileva sich schon damals in Einstein verliebte und aus lauter Angst vor diesen Gefühlen die Uni verließ und nach Heidelberg ging. Wahrscheinlich wäre ihr viel erspart geblieben, wenn sie weiterhin einen großen Bogen um ihren Kommilitonen gemacht hätte. Statt dessen kehrte sie nach dem Wintersemester nach Zürich zurück und nahm ihr Studium wieder auf. Einstein half ihr, das Versäumte nachzuholen. Daraus ergab sich eine immer engere Zusammenarbeit.

Daß eine Frau intellektuell mit ihm mithalten konnte, war für Einstein anscheinend eine ganz neue Erfahrung. Und das machte Mileva wohl auch reizvoll für ihn. Aus der intellektuellen Genossin wurde seine Geliebte.

Aber noch etwas anderes reizte Einstein offenbar an Mileva. Die gut drei Jahre Ältere übernahm freiwillig die Rolle einer Mutter. Die Biographen: »Als Studentin war sie eine gute Köchin, und sie nähte sich ihre Kleider selbst, um Geld zu sparen … Ihre Mütterlichkeit gehörte zu dem Charme, den sie für Einstein hatte, dessen Briefe voll von Anerkennung für Milevas hausfraulichen Fleiß, ihre ›geschickten Hände‹ und die ›gluckenartige Begeisterung‹ sind, mit der sie für ihn sorgte.«

Mileva schien ihn tatsächlich an seine Mutter zu erinnern. Sie kritisierte ihn, sie beschwerte sich, wenn er ihr nicht schrieb, sie war launisch und ließ ihn ihr Temperament spüren. Allerdings nur dann, wenn er sie nicht ernst nahm. Die Biographen zitieren einen Brief von Einstein an Mileva: »Dadurch, daß mir soeben der Kopf tüchtig gewaschen worden ist, hab ich mich lebhaft an Sie erinnert«, schrieb er ihr, als er seine Mutter besuchte.

Schon damals wurde deutlich, daß er sich herzlich wenig

für ihre Karriere interessierte. Als sie mitten in den Zwischenprüfungen für das Examen steckte und große Angst hatte, es nicht zu schaffen, schickte er ihr belanglose Briefe, in denen er schrieb, daß es ja bald überstanden sei, daß sie ja wüßte, was sie will und kann, lobte ihr Durchhaltevermögen und breitete dann irgendwelche physikalischen Probleme vor ihr aus, über die er gerade nachdachte. Als sie nicht darauf einging, fiel ihm ein, daß sie ja Prüfungen hatte. »Ihr armes Köpfchen ist voll genug von den Steckenpferdchen der verschiedensten, auf denen Sie haben reiten müssen«, schrieb er (Highfield, Carter). Ihr Studium war für ihn nichts weiter als ein Zeitvertreib, nicht wert, sich ernsthaft damit auseinanderzusetzen. Das Abwertungs-Ritual des bösen Buben spulte ab.

Statt ihr zu helfen, fuhr er mit seinen Eltern in die Ferien nach Italien. »Ich würde Ihnen so gern in Zürich die Zeit des Examens angenehmer zu machen versuchen«, schrieb er ihr, »wenn ich nicht dadurch meinen Eltern einen sehr begreiflichen Schmerz bereiten würde.« Mileva, die sich in ihrer Heimat auf die Prüfung vorbereitete, bat ihn, ihr dringend benötigte Unterlagen in ihrem Züricher Pensionszimmer zu hinterlegen, damit sie sie bei ihrer Rückkehr in Händen hätte. Er tat es nicht. Angeblich war er zu beschäftigt gewesen.

In Italien verschwendete er auch nur selten einen Gedanken an seine Freundin in Zürich. Statt dessen flirtete er sehr heftig mit der Schwägerin des Hotelbesitzers, bei dem seine Familie abgestiegen war. Außerdem lud er eine Bekannte ein, ihn dort zu besuchen. Mileva, die für ihn kochte, ihm Socken strickte und ihm zuhörte, wenn er seine Ideen und Theorien entwickelte, war vergessen.

Als Einstein seine Abschlußprüfungen gerade so eben

bestand, Mileva dagegen durchfiel, sprach er zum erstenmal von Heirat. Wohl wissend, daß seine Mutter Mileva haßte. Die Vermutung liegt nahe, daß er sich auf diesem Wege von seiner übermächtigen Mutter lösen wollte. Wie sehr er Mileva dafür mißbrauchte, zeigt folgender Brief, den er an sein »liebes Kätzchen« schrieb: »Meine Eltern sind sehr bekümmert wegen meiner Liebe zu Dir. Mama weint oft bittere Thränen und kein ungestörtes Augenblickchen wird mir hier zuteil. Meine Eltern beweinen mich fest, wie wenn ich gestorben wäre. Immer wieder jammern sie mir vor, daß ich mich durch mein Versprechen mit Dir ins Unglück gestürzt hätte, daß sie glaubten, Du seist nicht gesund ... o Doxerl, es ist zum närrisch werden! Du glaubst nicht, wie ich leide, wenn ich sehe, wie sie mich beide lieb haben ...« (Highfield, Carter)

Während andere böse Buben ihre Frauenverachtung im verborgenen blühen lassen, trat sie bei Einstein offen zutage. Er verachtete seine Mutter, hatte aber gleichzeitig Angst vor ihr und konnte sich ihr nicht entziehen. Später projizierte er diesen Haß auf Mileva. Doch damals war sie sein Rettungsanker. Je mehr seine Mutter sie ablehnte, desto mehr entflammte er für sie. Er und sie gegen den Rest der Welt. Laut den Biographen sah sich Einstein damals als einsamer Intellektueller und er betonte immer wieder, daß Mileva mit ihm zur Elite gehörte. Offenbar hatte er Angst, daß sie ihn verlassen könnte, weil sie die Anfeindungen seiner Familie nicht länger hinnehmen wollte. Er versprach ihr, sie nie mehr zu ärgern und aufzuziehen. Was er offenbar vorher getan hatte.

Kaum hatte er ihr seine grenzenlose Liebe versichert, kehrte er wieder zu seinen Eltern nach Mailand zurück, ließ Verabredungen mit ihr platzen, so daß sie nie genau wußte, woran sie mit ihm war. Als er nach vielen vergeblichen Bemühungen eine befristete Anstellung als Lehrer in der Nähe von Zürich bekam, war er wie umgewandelt. Er schrieb Mileva: »Und so gern hab ich Dich wieder! Ich war nur aus Nervosität immer so wüst mit Dir.«

Trotzdem schien Mileva enttäuscht zu sein. Sie plante ihre Zukunft ohne Einstein, wollte, wenn sie die Prüfung zum Staatsexamen diesmal bestehen würde, zurück in ihre Heimat gehen. Daß sie sich ihm entziehen wollte, paßte ihm nicht, denn er teilte ihr umgehend mit, wozu sie eine eigene Karriere brauchte, wenn er sie in Bern zu seinem »lieben kleinen Naturforscherlein« machen konnte. Und weiter: »Wenn Du wüßtest, was Du mir bist, thätest keine von Deinen Freundinnen beneiden, denn in meiner Bescheidenheit glaub ich, Du hast mehr als sie alle.« Wieder versicherte Einstein Mileva, daß sein Leben ohne sie keinen Sinn hätte.

Kurz darauf stellte Mileva fest, daß sie schwanger war. Ihr war völlig klar, daß das Kind unehelich zur Welt kommen würde, da Einstein weder Geld noch eine feste Anstellung hatte und sich eine Heirat nicht leisten konnte. Sie stand zwei Monate vor der Wiederholung ihrer Prüfung, von der ihre weitere berufliche Zukunft abhing. Einstein vertröstete sie mit Heile-Welt-Zukunftsvisionen, dachte aber nicht daran, ihr konkret zur Seite zu stehen. Wie immer waren ihm seine Angelegenheiten wichtiger als ihre. In einem Brief, in dem er ihr lang und breit seine Auseinandersetzung mit einem Wissenschaftler schilderte, dessen Thesen er angriff, fragte er ganz zum Schluß in einem Satz, »wie es denn unserem Söhnchen und Deiner Doktorarbeit« ginge. Er war überzeugt, daß er einen Sohn bekommen würde.

Daß er für die Entstehung dieses Kindes mitverantwortlich war, schien er völlig zu verdrängen. Im Gegenteil, er stilisierte sich zum heldenhaften Opfer hoch und schrieb Mileva, daß er »den ›unwiderruflichen Entschluß‹ gefaßt habe, sich sofort eine, wenn auch noch so erbärmliche Stelle zu suchen und weder ›wissenschaftliche Ziele‹ noch ›persönliche Eitelkeit‹ sollten ihn davon abhalten, die ›untergeordnetste Rolle‹ zu übernehmen. Sobald er Arbeit gefunden hätte, würden sie heiraten, ›ohne eine Wort davon zu schreiben, bis alles erledigt ist. Dann aber kann niemand einen Stein auf Dein liebes Haupt werfen, sondern weh dem, der sich was gegen Dich erlauben wollte‹.« (Highfield, Carter)

Mit anderen Worten, Mileva zerstörte seine Karriere. Er untergrub nicht nur ständig ihr Selbstwertgefühl, sondern machte ihr nun auch noch Schuldgefühle. Und das, während sie schwanger war und ihr Staatsexamen ablegen sollte. Und anstatt sie zu entlasten und zu unterstützen, ließ er sie wieder einmal allein, um mit Mutter und Schwester Urlaub zu machen. Er war rücksichtslos, egoistisch und zudem feige, denn er verschwieg, daß er Mileva geschwängert hatte. Wen wundert es, daß Mileva erneut scheiterte?

Nachdem er auch weiterhin ängstlich besorgt war, sich nicht mit Milevas Schwangerschaft in Verbindung bringen zu lassen, kehrte sie zu ihren Eltern nach Novi Sad zurück. Einstein schrieb ihr zwar, vergaß aber wieder einmal ihren Geburtstag. Als er eine Anstellung als Beamter ergatterte, bemühte er sich sofort wieder um Mileva und sprach erneut von Heirat. Für das Kind hatte er jedoch anscheinend keine Verwendung. Er schrieb damals an sie: »Das einzige, was noch zu lösen übrig wäre, das wär die Frage, wie wir unser Lieserl zu uns nehmen könnten; ich möchte nicht, daß wir es aus der Hand geben müssen. Frag einmal Deinen Papa, er ist ein erfahrener Mann und kennt die Welt besser als Dein verstrebter, unpraktischer Johonesl.« (Highfield, Carter)

Mileva brachte ihre Tochter allein zur Welt, vermutlich bei ihren Eltern, die Einstein benachrichtigten. Einstein gab sich interessiert, äußerte aber nicht den Wunsch, seine Tochter zu sehen. Highfield und Carter: »Es gibt keine Hinweise darauf, daß Einstein und seine Tochter einander je gesehen haben. Bei all der Begeisterung, die er anläßlich ihrer Geburt aufbrachte, scheint seine Hauptsorge gewesen zu sein, sich bei erster Gelegenheit von dieser Last zu befreien. Lieserls Existenz wurde selbst vor seinen engsten Freunden verborgen gehalten, und innerhalb von Monaten schon war sie ohne jede Spur aus seinem Leben verschwunden.«

Das einzige, was ihn interessierte, war, unter welchem Namen das Kind im Geburtsregister eingetragen wurde und ob man die Spur zu ihm zurückverfolgen konnte. Offenbar fürchtete er um seinen Job als Beamter, wenn bekannt wurde, daß er ein uneheliches Kind hatte. Highfield und Carter: »Seine Frage nach der Registrierung läßt ... vermuten, daß sie (Lieserl) zur Adoption freigegeben wurde ... Das Fehlen aller Geburtsurkunden wäre also ein Zeichen dafür, wie gründlich Einstein die Vorsichtsmaßnahmen durchdacht hatte ...«

Daß Einstein sein Kind ohne ein Fünkchen Gefühl offenbar leichten Herzens weggeben konnte, muß Mileva zutiefst erschüttert haben. Wie es scheint, hatte sie damals keine andere Wahl als sich zu fügen. Sie opferte ihm ihr Kind, und das muß ein starkes Gefühl der Abhängigkeit in ihr ausgelöst haben.

Ein Mann, dem man ein solches Opfer bringt, muß es wirklich wert sein. Gibt es eine andere Entschuldigung dafür, als es aus Liebe zum Mann getan zu haben? Ihre Berufspläne waren gescheitert, ihre einzige Zukunft war Albert Einstein. Er heiratete sie ein Jahr nach Lieserls Geburt, nachdem sein Vater auf dem Totenbett endlich seine Einwilligung gegeben hatte.

Aber die Frau, die Einstein ehelichte, war nicht mehr die unabhängige, eigenwillige, durchsetzungsfähige Person voller optimistischer Zukunftspläne. Mileva war zu einer bescheidenen, abhängigen Haushälterin mutiert, die sich an Einstein klammerte. Sie wird von den Biographen Highfield und Carter zitiert: »Ich fühle mich, falls das überhaupt möglich ist, meinem lieben Schatz noch enger verbunden als in der Züricher Zeit. Er ist meine einzige Begleitung und Gesellschaft, und ich bin am glücklichsten, wenn er neben mir ist.«

Das war nichts anderes als eine Einladung an den bösen Buben, sich über kurz oder lang von seiner schlechtesten Seite zu zeigen. War Mileva anfangs noch in der Lage gewesen, sich immer wieder von Einstein zurückzuziehen, so gelang ihr das jetzt nicht mehr, zumal sie erneut schwanger wurde. Angeblich freute sich Einstein darüber, hatte er doch nach eigenen Bekundungen selbst schon daran gedacht, Mileva einen Ersatz für Lieserl zu machen. Als er von seiner neuerlichen Vaterschaft erfuhr, war Mileva gerade bei ihren Eltern, um sich nach den Fortschritten ihrer Tochter zu erkundigen. Einsteins Reaktion: »Ich bin sogar froh darüber und habe mich schon besonnen, ob ich nicht sonst dafür sorgen soll, daß Du ein neues Lieserl kriegst, daß Dir nicht vorenthalten sei, was doch das Recht aller Frauen ist.« Sein Brief endet mit den Worten: »Dreieinhalb Wochen sind schon vorbei und länger darf ein braves Weiberl seinen Mann nicht allein lassen. Es sieht aber noch gar nicht so schrecklich aus bei uns, wie Du Dir denken wirst. Das wirst Du bald wieder in Ordnung haben.«

Das mag die natürliche männliche Arroganz sein. Aber es zeigt auch deutlich, welche Rolle Mileva zugedacht war. Zwar ließ Einstein sie noch an seinen wissenschaftlichen Ideen teilhaben und profitierte auch von ihrem Intellekt, doch je mehr Arbeiten er veröffentlichte und je mehr Anerkennung er von anderer Seite bekam, desto weniger Wert legte er auf ihre bedingungslose Unterstützung.

Als er zum Ehrendoktor der Universität Genf ernannt wurde, ließ er fast gleichzeitig einen alten Flirt wiederaufleben. Er bat die inzwischen verheiratete Frau, ihn doch in Zürich im Physikinstitut zu besuchen. Die Antwort fiel Mileva in die Hände, die sofort glaubte, daß ihr Mann eine Affäre hatte. Zumindest traute sie ihm das zu. Sie schrieb empört an den Ehemann, was wohl wiederum Einstein zur Kenntnis kam, der sich bei selbigem Ehemann für Mileva entschuldigte. Dabei betonte er, wie seine Biographen schreiben, daß das Verhalten der Ehefrau »durchaus ehrenwert« gewesen sei, das Verhalten seiner eigenen Frau jedoch »ein nur durch starke Eifersucht entschuldbares Unrecht«.

Einstein ärgerte sich so anhaltend und heftig über Mileva, daß man annehmen kann, sie hatte Anlaß zu dieser Eifersucht und ihn sozusagen vorweg in flagranti ertappt. Mileva muß gespürt haben, daß er sie nicht mehr brauchte. Ihre leidenschaftliche Hingabe und Ergebenheit, die er als Student so genossen und gefördert hatte, gingen ihm nun auf den Geist. Kein Wunder, er hatte die eigenwillige Frau, die er früher gern als Hexe oder Gassenbub bezeichnete, gezähmt. Und nun war sie langweilig geworden.

In dieser Zeit, als Einstein immer erfolgreicher wurde und gleichzeitig immer deutlicher den bösen Buben hervorkehrte, wurde Mileva wieder schwanger. Glaubte sie, ihn dadurch an sich binden zu können? Wenn ja, irrte sie gewaltig. Hans Albert, der älteste Sohn Einsteins, erinnert sich: »Ich glaube nicht, daß er besonderes Interesse an meinem Bruder oder mir zeigte, als wir Säuglinge waren. Aber nach Aussage meiner Mutter war er ein guter Babysitter.« (Highfield, Carter)

Auch das scheint ein typisches Verhaltensmuster des bösen Buben zu sein. Denken wir an Brecht. Auch er war kein aufmerksamer Vater. Schwängern ja, Verantwortung nein.

Nach der Geburt des zweiten Sohnes war Mileva vollends zur Nur-Hausfrau geworden. Selbst das, was sie bisher immer noch mit ihrem Mann verband, die Wissenschaft und ihre Diskussionen, entzog er ihr mehr und mehr. Er diskutierte jetzt lieber mit Kollegen und Studenten außer Haus. Auch das eine deutliche Zurückweisung für Mileva. So nahm er ihr auch das letzte bißchen Selbstwertgefühl. Mileva machte den Fehler, sich an den bösen Buben zu klammern. Sie hatte sonst niemanden. Das muß Einstein unerträglich gewesen sein. Er ließ sie viel allein, reiste zu Vorträgen und Vorlesungen durch ganz Europa, traf berühmte Leute, während Mileva daheim in der Küche versauerte. Wenn sie zu Hause Gäste hatten, schickte er sie in die Küche, sobald die Diskussionen über irgendwelche Theorien begannen. Die wenige freie Zeit, die Einstein noch hatte, verbrachte er kaum noch zu Hause.

Während Mileva immer noch hoffte, daß alles in Ordnung kommen würde, wenn sie brav ihre Pflichten als Hausfrau erfüllte, orientierte Einstein sich längst anderweitig. Er nahm Kontakt mit seiner Kusine Elsa auf, die geschieden war und zwei Töchter hatte, mit denen sie in Berlin lebte. Diese Elsa zeichnete sich dadurch aus, daß ihr Hauptinteresse dem Haushalt galt. »Elsa liebte es, für Menschen zu sorgen, für sie zu kochen, es ihnen gemütlich zu machen.« (Highfield, Carter) Mit anderen Worten: Einstein suchte sich wieder einen Mutterersatz, nachdem Mileva, klein und am Boden zerstört, dazu nicht mehr taugte. Allerdings flirtete er auch mit Elsas Schwester Paula, wobei er Elsa hinterher versicherte, daß ihm Paula völlig egal sei. »Ich begreife nur schwer, wie ich an ihr habe Gefallen finden können«, schrieb er ihr. »Eigentlich ist es ganz einfach. Sie war jung, ein Mädchen und entgegenkommend. Das war genug. Das übrige lügt eine liebenswürdige Phantasie.« Der böse Bube läßt grüßen.

Kaum hatte er Elsa soweit, daß sie seine Gefühle erwiderte, trennte er sich heldenmütig von ihr, nicht ohne zu betonen, daß er viel mehr darunter leiden würde als sie. Diese Trennung mußte Mileva ausbaden. Freunde des Paares glaubten sogar, daß Einstein handgreiflich wurde und Mileva schlug. Tatsächlich ist bekannt, schreiben die Biographen, daß in den Scheidungspapieren, die in Jerusalem unter Verschluß gehalten werden, von Gewalt in der Ehe die Rede ist.

Ein Jahr lang kriselte die Ehe weiter vor sich hin, dann nahm Einstein wieder Kontakt zu Elsa auf. Da fügte es sich trefflich, daß er ein berufliches Angebot nach Berlin bekam und es prompt annahm.

Auch Einstein unterlag dem Wiederholungszwang. Seine

Beziehung zu Elsa lief nach dem gleichen Muster ab wie die mit Mileva. Er ließ sich von vorne bis hinten bemuttern und bekochen, machte ihr weis, daß sie allein es wert sei, seine Welt zu teilen. Doch als sie ihn beim Wort nahm, machte er gleich wieder einen Rückzieher und erklärte, daß man sich nicht so einfach scheiden lassen könne.

Mileva flüchtete mit den Kindern aus Berlin und kehrte nicht mehr zu Einstein zurück. Er selbst fühlte keinerlei Verantwortung für das Scheitern ihrer Ehe. Er schickte ihr Geld und wünschte ihr die Pest an den Hals. Mileva klammerte sich noch immer an ihn, wollte keine Scheidung. Sie hatte Angst vor ihrer Zukunft, litt unter Depressionen und Angstzuständen.

Für Einstein ein klarer Fall. Er vermutete, daß seine Frau simulieren und schwindeln würde, um die Scheidung zu verhindern. Er schrieb an einen Freund, daß sie alle Mittel einsetzen würde, um ihren Willen durchzusetzen. »Du hast keine Ahnung von der natürlichen Verschlagenheit eines derartigen Weibes.« (Highfield, Carter)

Um sich freizukaufen, bot er ihr das Preisgeld an, das er für den Nobelpreis bekommen würde, wenn sie sich einvernehmlich scheiden ließe. Den Preis hatte er zwar noch nicht, aber Mileva vertraute ihm offenbar noch immer. Knapp vier Monate nach der Scheidung heiratete Einstein Elsa. Und nur wenige Monate später wurde er mit seiner Relativitätstheorie weltberühmt. Zu spät für Mileva, die daran großen Anteil hatte.

Über ihre – berechtigte – Eifersucht schrieb er Jahre später, daß sie geradezu pathologisch gewesen sei und für Frauen »mit ungewöhnlicher Häßlichkeit« typisch.

Die Sache mit dem Happy-End

Mein Egoismus war ein Fehler! Ein schrecklicher Fehler! Ich habe für die Dauer der letzten Lebensjahre von Sartre meinen Seelenfrieden verkauft, um ein bißchen mehr Zeit für mich zu haben.

Simone de Beauvoir

Freilich enthält Don Juans Treulosigkeit auch einen sadistischen Anteil. Sie verletzt die Frau, die ganz andere Erwartungen an ihn knüpfte.

Wolfgang Schmidbauer

Wir wollen gar nicht lange drumherum reden: Es gibt kein Happy-End. Egal, was wir auch glauben, denken oder fühlen. Die Verbindung mit einem bösen Buben endet immer mit Tränen, Kummer und Leid. Soviel vorweg.

Es gibt aber etwas anderes – das ist die Heilung von dem fatalen Zwang, sich rettungslos in einen bösen Buben zu verlieben. Keine Frau ist seinen tückischen Ritualen hilflos ausgeliefert. Sie kann nein zu ihm sagen. Nicht nur vorher, auch noch, wenn ihr bewußt geworden ist, daß er das Spiel zu weit getrieben hat. Es gibt durchaus eine Notbremse, die aber nur der Verstand ziehen kann. Unser Unbewußtes ist ihm verfallen, weil er unsere Kindheitswunden so perfekt bedient, daß wir an seiner Seite lieber vor die Hunde gehen, als ihn aufzugeben.

In den vorangegangenen Kapiteln haben wir gesehen, wie geschickt sich der Frauenheld unsere Schwächen zunutze zu machen weiß. Er gaukelt uns vor, genau derjenige zu sein, nach dem wir uns unser Leben lang gesehnt haben, unser Märchenprinz. Dabei ist er nichts anderes als ein kleines, nie richtig erwachsen gewordenes Kind im Freierskostüm. Ein böser Bube ist wie ein Vampir. Statt uns von seiner Energie abzugeben, saugt er uns aus. Und wenn wir ehrlich sind, wissen wir das alles schon, wenn wir ihm begegnen.

Leider fehlte uns der Vater. Wäre sein begeisterter Blick an seinem kleinen Mädchen hängengeblieben, hätten wir ein Gefühl dafür bekommen können, was es heißt, um unserer selbst willen geliebt zu werden. Aber so sind wir im tiefsten Herzen überzeugt davon, daß wir niemandem wirklich gefallen. Die prägenden Erfahrungen haben wir mit einer übermächtigen Mutter gemacht, die die Alleinherrschaft im Kinderzimmer innehatte. Sie liebte uns nur dann, wenn wir lieb, brav und angepaßt waren, und nicht wenn wir wir selbst waren. Der sexuell getönte Kick, den Mütter ihren Söhnen geben können, der fehlte uns.

Wenn daher der unverschämte Kennerblick des bösen Buben auf uns fällt, jubeln wir innerlich auf und werden total nervös bei dem Gedanken, seine Anerkennung womöglich zu verlieren. Diese Begeisterung bei unserem Anblick haben wir vermißt. Sein Blick gibt uns eine unglaubliche Power. Er gibt uns die Bestätigung dafür, daß wir eine begehrenswerte Frau sind. Dieses Triumphgefühl kann uns keiner besser vermitteln als der böse Bube. Weil er uns mit seinen Augen auszieht, gehen wir davon aus, daß dieser Mann die Frau in uns erkennt, von der wir selbst keine richtige Vorstellung haben. Wir machen uns vor, daß mit ihm unser wahres Frausein beginnt.

Sein Blick ist, wie wir wissen, nicht das einzige As in seinem Ärmel. Es sind auch seine Rituale. Und damit hört der Schwung auf und fängt der Alptraum an.

Mit seinen im Grunde überschaubaren Ritualen von Nähe und Distanz, Offenheit und Verschlossenheit, Begeisterung und Ablehnung – kurz, seiner Indifferenz – verlieren wir unser eigenes Glück völlig aus den Augen und verschreiben uns seinen Zielen und Träumen. Er bedient den fatalen Zwang der Frau, nicht sich selbst, sondern andere glücklich machen zu wollen. Hineingezogen in sein verheißungsvolles Spiel hat sie nur noch einen Wunsch: daß er an ihrer Seite voll auf seine Kosten kommt, weil er erkennen soll, daß sie die einzige ist, die ihn versteht und glücklich machen kann. Sie will mit ihm im dauerhaften Glückstaumel auf Wolke Sieben entschweben.

Er macht sich das zunutze, was die Frau von klein auf durch Mutters Erwartungen gelernt hat: sich so zu perfektionieren, bis sie ihr gefiel. Wenn sie das Richtige tut, das Klügste sagt oder wenigstens atemberaubend aussieht, dann wird er mit ihr glücklich sein. Davon ist sie überzeugt. Genauso wie sie ihrer Mutter gefiel, wenn sie lieb und folgsam war. Die Meßlatte, die ihre Mutter anlegte, hing schon hoch, aber die des bösen Buben ist nahezu unerreichbar. Und soll es schließlich auch sein. Denn gerade ihre verzweifelten Bemühungen, doch noch ans Ziel zu kommen, geben ihm höchste Befriedigung. Denn er weiß: Auch wenn sie sich voll einsetzt, ist ihr Versuch zum Scheitern verurteilt. Steht sie auf der letzten Sprosse, zieht er die Leiter weiter aus. Doch statt schleunigst herunterzuspringen und vielleicht mit einem gebrochenen Fuß davonzukommen, verausgabt sie sich mit neuen Klimmzügen. Sie ist der Hamster im Rad, unermüdlich damit beschäftigt, eine sinnlose Beziehung am Laufen zu halten. Am Ende liegt sie japsend am Boden, und er hat noch ein paar abfällige Schlußworte für sie parat. Wie früher als Kind sucht sie den Fehler bei sich, wenn er sie nicht mehr liebt.

Nachdem wir den bösen Buben seziert haben, können wir nicht mehr darauf hoffen, mit ihm eine tolle Beziehung zu führen. Sein einziges Streben ist schließlich, uns zu beweisen, daß er bestens ohne uns auskommen kann. Seine Methoden garantieren ihm den Sieg über uns, weil wir an die Liebe glauben und er an den Krieg.

Unser Wissen kann die Folgen unserer Kindheitserlebnisse zwar nicht ändern, aber es kann uns helfen, unsere Bedürfnisse realistischer einzuschätzen. Wir bleiben ausgehungert nach dem

Gefühl, begehrt zu werden. Und der böse Bube ist derjenige, der unser Herz weiterhin mit seinem unverschämten Blick schneller schlagen läßt.

Das können wir ja auch bis in alle Ewigkeit unbesorgt genießen. Vorausgesetzt, wir erinnern uns stets daran, daß eine Beziehung mit ihm gefährlich für uns ist, und daß wir unsere Defizite nicht von ihm auffüllen lassen können. Wir sollten lieber unsere Bedürfnisse in den Vordergrund rücken. Dann gelingt es uns wenigstens, unseren Perfektionismus für unsere eigenen Ziele einzusetzen.

Die Heilung vom bösen Buben ist kein Verzicht auf Abenteuer, sondern eine klare Absage an einen Sadisten, mit dem wir sowieso nur Trauerspiele erleben werden. Erst wenn wir lernen, uns selbst wichtig und ernst zu nehmen und unserem eigenen Urteil vertrauen, haben wir eine Chance gegen den bösen Buben.

Es kann uns zwar keiner garantieren, daß wir ohne den bösen Buben glücklich werden, aber eines ist sicher: Wir werden zufriedener sein, und die durchwachten Nächte, die Angst davor, daß er mit einer anderen im Bett liegen könnte, all das ist für uns nun Schnee von gestern. Sinnlos vergeudete Zeit, bei der wir nur draufzahlen, anstatt etwas dafür zu bekommen.

Wenn Sie immer noch das Risiko mit ihm eingehen wollen, dann sei es Ihnen unbenommen. Sie bekommen gratis die Garantie zum Unglücklichsein, aber auch das kann ja in gewisser Weise befriedigend sein. Auch Unglück läßt sich genießen. Es leiht einem zumindest eine Zeitlang die Aufmerksamkeit des gesamten Freundeskreises. Und das ist ja auch etwas.

Gebrauchsanleitung für den Umgang mit dem bösen Buben

Wenn Sie trotz besseren Wissens in Ihr Unglück rennen wollen, helfen ein paar wichtige Hinweise, sich vor dem schnellen Untergang zu schützen.

- Hüten Sie sich davor, Mitleid mit dem bösen Buben zu haben. Sie brauchen Ihr Mitleid für sich selbst.
- Schminken Sie sich den Gedanken ab, daß Sie die einzige sind, die ihn versteht und glücklich machen kann. Das glaubt jede, die er vor, neben und nach Ihnen hat.
- Hoffen Sie nicht darauf, daß er Sie nicht betrügen wird. Denn sein Seitensprung kommt wie das Amen in der Kirche.
- Machen Sie sich nicht vor, daß er mit Ihnen eine ernsthafte Beziehung führen möchte. Das hat er garantiert nicht vor.
- Seien Sie wachsam. Er will Ihnen mit den anderen Frauen weismachen, daß Sie ihm als Frau nicht genügen. Pfeifen Sie darauf. Er will damit erreichen, daß Sie rettungslos an seiner Angel hängen. Wenn Sie sich dennoch mit ihm einlassen müssen, bleiben Sie wenigstens emotional auf Distanz. Genießen Sie das, was er zu bieten hat, aber hängen Sie nicht Ihr Herz an ihn. Fragen Sie sich selbst: Macht es Ihnen tatsächlich nichts aus, wenn er noch mit anderen schläft? Dann sind Sie auf der sicheren Seite. Aber ehrlich: Brauchen Sie ihn dann?
- Kümmern Sie sich nicht um sein Vorwärtskommen, also Finger weg von seinem Job, seinem Werk, seiner Arbeit. Für Sie ist nur Ihr eigenes Werk wichtig.
- Verwöhnen Sie ihn nicht. Er kann sich selbst versorgen.

Lackieren Sie lieber Ihre Fingernägel, anstatt ihm um Mitternacht Lachs in Rahm an Zuckerschoten zu servieren. Sonst macht er Sie über kurz oder lang zu seiner Dienerin.

- Erkennen Sie rechtzeitig seine Abwertungs-Rituale und lassen Sie sich davon nicht herunterziehen, sondern besinnen Sie sich auf Ihre eigenen Stärken. Manchmal hilft es, sich seine Schwächen vor Augen zu führen. Er ist ein Mann in Augenhöhe und gehört auf kein Podest.

Wenn Sie sich strikt an diese Gebrauchsanweisung halten, können Sie davon ausgehen, daß er sich cool und lässig von Ihnen zurückziehen wird. Das Match irritiert ihn, wenn Sie nicht nach seinen Regeln mitspielen. Aber er wird Sie in regelmäßigen Abständen wieder mit seiner Anwesenheit erfreuen. Der Grund: Sie ärgern den Frauenkenner. Er kann nicht glauben, daß Sie ihm widerstehen können, und wird immer wieder bei Ihnen auf der Matte stehen, um den Versuch zu starten, Sie doch noch in die Knie zu zwingen.

Danksagung

Wir möchten all denen danken, die mit ihrer Arbeit unsere erst ermöglicht haben. Da sie uns nicht nur das eine oder andere Auge geöffnet, sondern uns auch mit ihren Erkenntnissen die menschliche Seite nahegebracht haben, möchten wir sie unbedingt zur Lektüre weiterempfehlen.

Unser Dank gilt:

Deirdre Bair: Simone de Beauvoir, Goldmann Verlag, München 1990.
Robin Baker: Frauen in freier Wildbahn, in: Spiegel Nr. 5/1999.
Uwe Baumann: Heinrich VIII., Rowohlt Taschenbuch Verlag, Reinbek 1981.
Simone de Beauvoir: Der Lauf der Dinge. Rowohlt Verlag, Reinbek 1966.
Simone de Beauvoir: Sie kam und blieb. Rowohlt Verlag, Reinbek 1953.

Stephen Birmingham: Jacqueline Bouvier Kennedy Onassis. Grosse and Dunlap, New York o.J.
Dierk Franck: Verhaltensbiologie. Georg Thieme Verlag, Stuttgart 1979.
Anthony Giddens: Wandel der Intimität. Sexualität, Liebe und Erotik in modernen Gesellschaften. Fischer Verlag, Frankfurt a. M. 1998.
Françoise Gilot, Carlton Lake: Leben mit Picasso. Diogenes Verlag, Zürich 1980.
John Gray: Männer sind anders. Frauen auch. Wilhelm Goldmann Verlag, München 1992.
Nigel Hamilton: John F. Kennedy. Wilde Jugend. S. Fischer Verlag, Frankfurt a. M. 1993.
Ronald Haymann: Jean-Paul Sartre. Leben und Werk. Heyne Verlag, München 1988.
Roger Highfield, Paul Carter: Die geheimen Leben des Albert Einstein. Eine Biographie. Deutscher Taschenbuch Verlag, München 1994.
Sabine Kebir: Ein akzeptabler Mann? Brecht und die Frauen. Aufbau Verlag, Berlin 1998.
Heinz Kohut: Narzißmus. Eine Theorie der Behandlung narzißtischer Persönlichkeitsstörungen. Suhrkamp Verlag, Frankfurt a. M. 1973.
Margareta Mikkelsen: Urknall der Hormone, in: Spiegel Nr. 16 vom 17.4.1995.
Michael Lukas Moeller: Die Liebe ist ein Kind der Freiheit. Rowohlt Verlag, Reinbek 1986.
Christiane Olivier: Jokastes Kinder. Die Psyche der Frau im Schatten der Mutter. Claassen Verlag, Düsseldorf 1987.
Katherine Pancol: Jackie. Ullstein Verlag, Berlin 1997.

Andreas Paul: Von Affen und Menschen. Verhaltensbiologie der Primaten. Wissenschaftliche Buchgesellschaft, Darmstadt 1998.
Jean-Paul Sartre: Tagebücher November 1939 bis März 1940. Rowohlt, Reinbek 1996.
Gunter Schmidt: Sexuelle Verhältnisse. Über das Verschwinden der Sexualmoral. Rowohlt Taschenbuch Verlag, Reinbek 1998.
Reinhard Sieder: Sozialgeschichte der Familie. Suhrkamp Verlag, Frankfurt 1987.
Jürg Willi: Die Zweierbeziehung. Rowohlt Taschenbuch Verlag, Reinbek 1990.
Edward O. Wilson: Urknall der Hormone, in: Spiegel Nr. 16 vom 17.4.1995.

Vergessen Sie Diätbücher! Sie haben sie gelesen. Sie haben alle möglichen Diäten ausprobiert. Sie haben zwei Kilo verloren ... und vier zugenommen. Es ist an der Zeit, daß Ihnen jemand die Wahrheit sagt: In diesem Buch sind alle Tricks und Geheimnisse dünner Frauen gesammelt. Lernen Sie alles über Anti-Kalorien-Hypnosen, Kaugummidiäten, Nackt-Essen und die Maßeinheit »Kalorien pro Minute«. Oder lassen Sie sich einfach ins Weltall schießen – hundertprozentiger Gewichtsverlust garantiert.

Sie fühlen sich zu dick? Stellen Sie sich neben einen Elefanten!

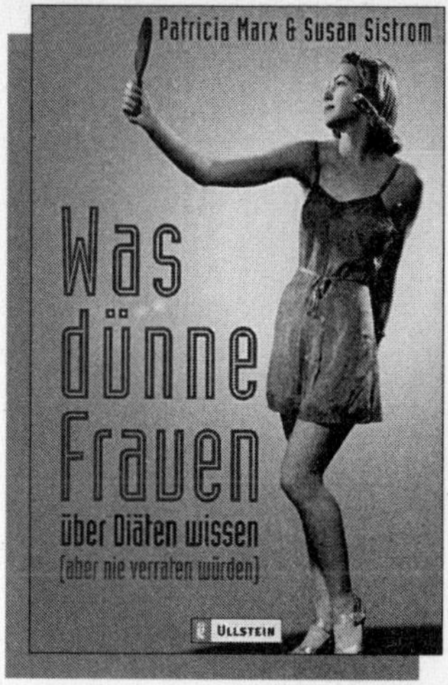

Patricia Marx/Susan Sistrom

Was dünne Frauen über Diäten wissen

(aber nie verraten würden)

Econ | Ullstein | List

S 47